完全版

最速で内臓脂肪を落とし、血管年齢が20歳若返る生き方

池谷敏郎

プレジデント社

はじめに

２０２０年1月15日、日本初の「新型コロナウイルス感染症（COVID-19）」感染者が確認されてから、3年以上の月日が流れました。私たちはようやく新型コロナウイルスとともに生きていく術を身につけつつあります。

新型コロナウイルス感染症・パンデミックという未曾有の体験を経た今だからこそ、私は血管の専門医として、一人でも多くのみなさんに**「血管の大切さ」**を再確認していただきたいと願っています。

本書は、そのためにぜひ理解してもらいたい、「動脈硬化と疾患との関連」および「動脈硬化度（血管年齢）と見た目の印象との関係」について、わかりやすく解説したものです。

＊

本来、私たち人間の血管の壁はしなやかであり、内面（内膜）はなめらかで、その内腔を血液がサラサラと流れるような仕組みになっています。ところが、加齢とともに**「動脈硬化」**が進むと、次第にしなやかさが失われて、内面には**「プラーク」**と呼ばれる瘤《こぶ》が生じるようになります。

こうして血管は加齢とともに生理的に老化していきます。そして、生活習慣病や喫煙、不眠等のストレスなどによって、老化のスピードはさらに早まってしまいます。

よく**「血管年齢」**といわれますが、これは、「血管が何歳相当に硬くなったか」を表す指標で、**「動脈硬化度」**を表しています。

血管年齢は、指先や手足に取り付けたセンサーを用いて、ドックンドックンと拍動する脈の形や、その波が血管壁を伝わる速さを分析することで推定され、健康であれば実年齢とほぼ一致します。

ところが、動脈硬化が加齢にともなう生理的範囲を超えて進行している場合、実年齢が20～30歳でも、血管年齢は50～60歳に老化してしまうことがあります。

血管年齢の老化は、体内に37兆個あるとされる細胞への血液循環の不良を意味し、皮膚への血流の悪さは外見上の老いた印象の一因となります。逆に、血管年齢を若く保つことができれば、見た目の若返りとともに、全身の臓器の機能も良好に維持することが可能となるのです。

また、血管の硬さ（血管年齢）は、**自律神経**（**交感神経・副交感神経**）の影響を受けています。緊張や睡眠不足、ストレスなどにさらされると、交感神経が優位に働いて血管が収縮して血圧が上昇します。このとき血管壁は硬くなるので、血管年齢は老化していると推定されますが、末梢《まっしょう》の血管が収縮することで毛細血管の血流は減少します。

動脈硬化によって血管壁そのものが硬化した場合と同じように、交感神経の緊張に伴う血管の収縮もまた、血管年齢の老化とともに末梢の血流を悪化させる要因となるのです。

*

以前は、老化した血管を蘇《よみがえ》らせることは不可能だと考えられていましたが、今では、**何歳からでも、血管年齢を若返らせることは可能**であることがわかっています。

第3章では、私のダイエット体験を基に、**「内臓脂肪」**を減らして動脈硬化の進行を遅らせ、血管年齢から若返るための生活習慣のポイントを紹介しています。

それが、20年以上にわたって私自身が日々実践し、改良を加えてたどり着いた22のメソッド**「池谷式・血管若返り術」**です。

「無理をしない」「我慢しない」をモットーに、続けることを第一に考えたメソッドですが、やればやるだけ成果が得られ、気持ちが上向きになり、周りからの評価もアップします。しかもほとんど費用はかかりませんから、これほどリターンの大きい投資はないと自負しています。

難しい話はさておき、〝1日でも早く実践したい〟という方は、第3章から読み始めていただいてもいいと思います。

＊

最後に、もうひとつお伝えします。

「人生100年時代」といわれて久しい日本において、いくつになっても若々しく前向きに生きることがいっそう重要になってくると思います。そして、年齢を重ねて人生の最終章を迎えるときに大切なのは、**健康的に天寿をまっとうする**ことです。

コロナ禍《か》を経験して、みなさんも実感されたのではないでしょうか。

「健康寿命」という言葉を耳にしたことがあると思います。これは、「平均寿命から寝たきりや認知症など介護状態にある期間を差し引いた期間」を指しています。つまり、**元気に日常生活を送ることができる期間**です。

WHO（世界保健機関）が発表した2023年版の世界保健統計（World Health Statistics）によると、日本人の健康寿命は、男性が72・6歳、女性が75・5歳で、いずれも世界1位となっています。

世界1位はすばらしいことですが、この年齢を見て、「意外に若いな」と思いませんでしたか？

厚生労働省の「簡易生命表（令和3年）」によると、2021年の日本人の平均寿命は男性が81・47歳、女性が87・57歳となっています。

平均寿命は「0歳における平均余命」を意味しますが、一般的にはこちらの年齢のほうが馴染《なじ》み深いため、「人生まだまだ長い」と思っている方も少なくないかもしれません。

でも、平均寿命は、決して人生を謳歌《おうか》できる年齢ではありません。

実際に、平均寿命と健康寿命には男性で約9年（8・87年）、女性は約12年（12・07年）もの開きがあります。この間は、なんらかの制限を受けながら日常生活を送ることを強いられる、ということなのです。

この期間を短くすることが、私たちが次に目指すべき目標といえるでしょう。

健康寿命を延ばし、平均寿命との差を縮めるためのカギを握るのも、血管の若さです。このことも、ぜひ覚えておいてください。

本書が、コロナ禍《か》後の健康と生き方の指針となれば幸いです。

２０２３年８月

医師　池谷敏郎《いけたにとしろう》

血管年齢が老化すれば、
外見上も実年齢以上に
老け込んでしまいます。

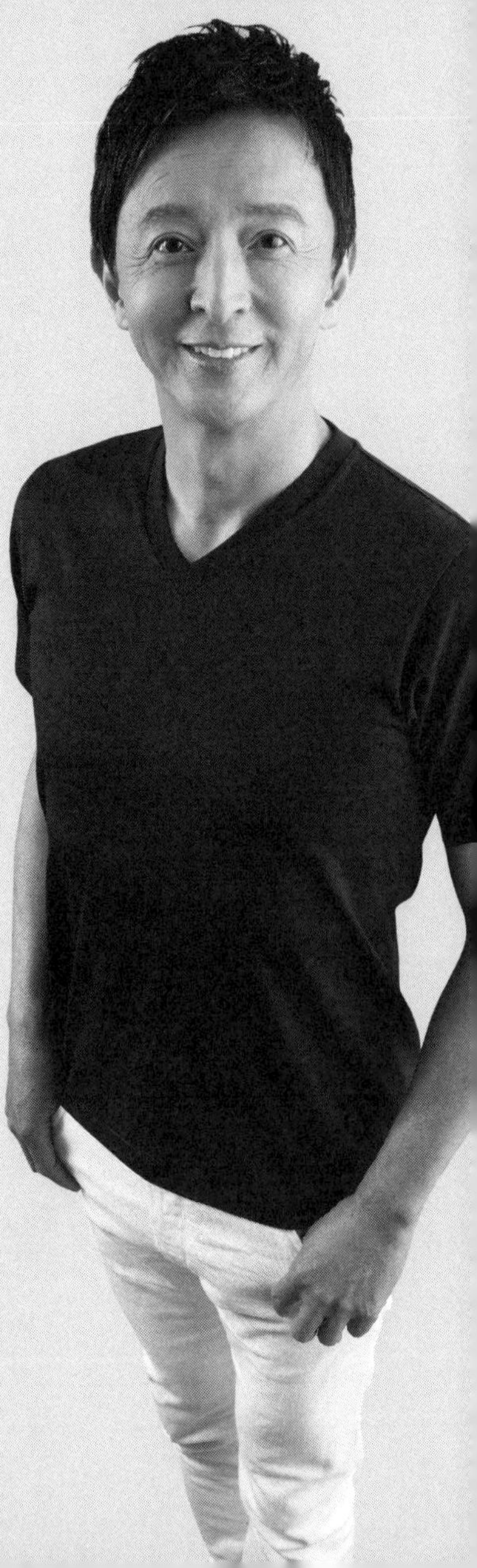

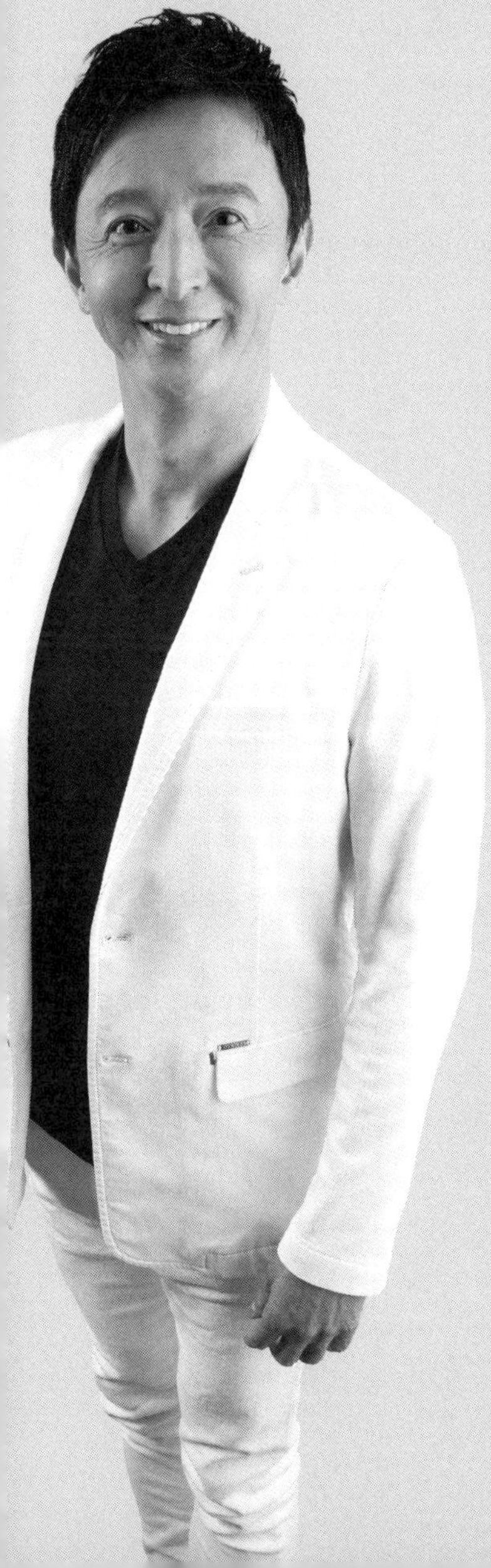

逆に、血管年齢を若く保つことで、
見た目の若返りとともに、
全身の臓器を健康的に維持することが可能です。

完全版

最速で内臓脂肪を落とし、血管年齢が20歳若返る生き方

目次

第2章　内臓脂肪を落とすと血管年齢も見た目も若返る

第3章　池谷式・血管若返り術
誰でもラクラク・最大のリターンを生むメソッド22

【メンタル】心を前向きにする池谷式・メンタルケア 180

第1章

健康も生き方も「見た目」の若さで9割決まる

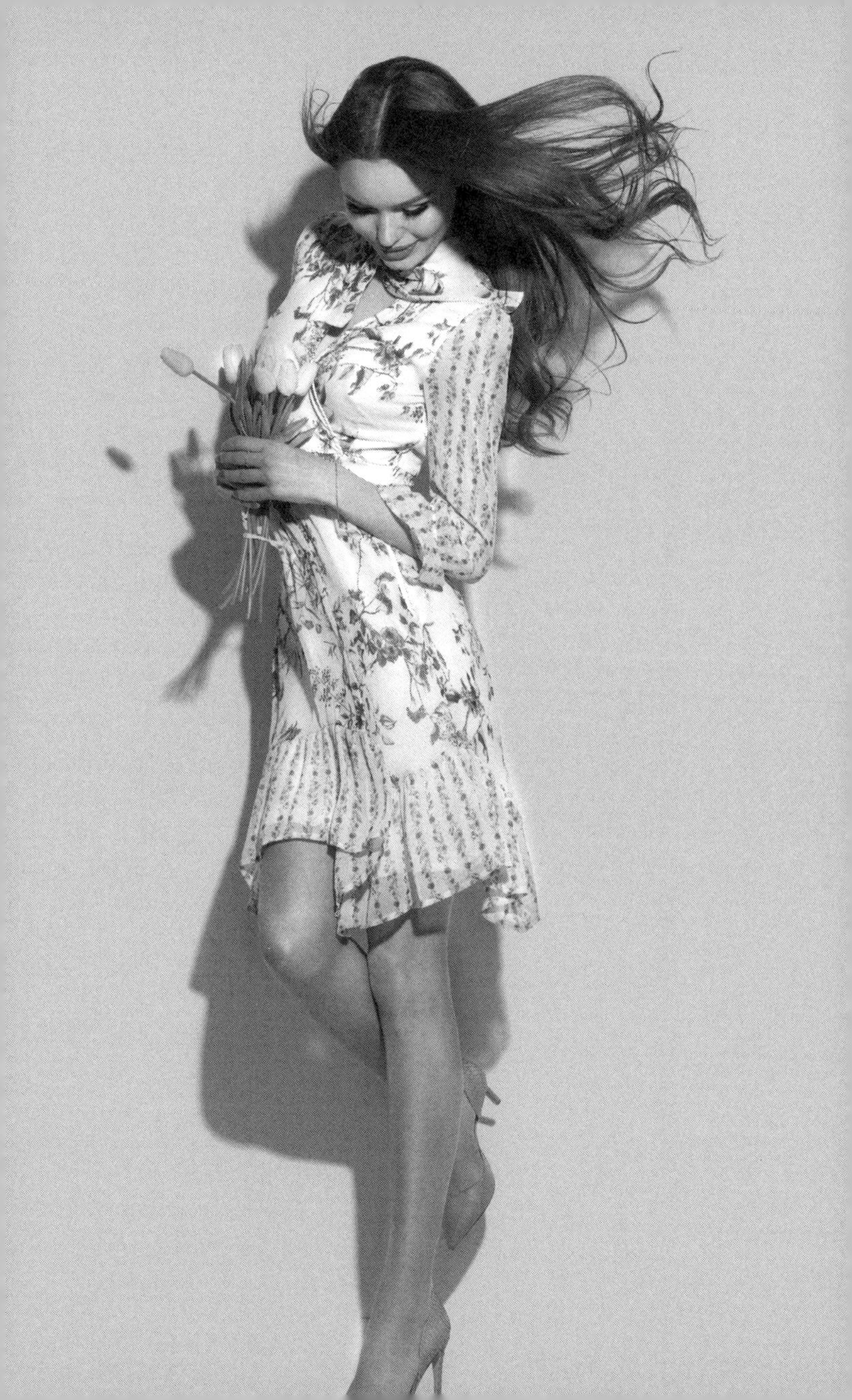

血管の専門医が「見た目」にこだわるワケ

本書は、内臓脂肪を落として血管年齢を20歳若返らせ、見た目の若々しさを手に入れて健康的に生きることの大切さと、そのための方法についてまとめたものです。

本書のタイトルにひかれて手にとってくださったあなたは、特定健診（特定健康診査）などで「メタボリックシンドローム（メタボ）」と指摘されたり、最近「ぽっこりお腹」が気になってきた方でしょうか。あるいは、「鏡を見たら、急に年齢を感じて……」と、老化を意識し始めた方でしょうか。コロナ禍《か》を経て、将来の自分や家族の健康が不安になったという方もいるかもしれません。

その一方で、私のプロフィールに目を通して、循環器、とくに血管を専門とする医師が、なぜ「内臓脂肪」「見た目」「若返り」について語るのか、疑問や興味を持った方もいると思います。

私が「見た目」や「若返り」の重要性をみなさんにお伝えしたいと考えた理由は、2つあります。

ひとつは、**人の「見た目」が体内の「血管」の状態を映している**からです。

私たち人間の体の中には、左の図のように全身にわたって血管が張りめぐらされています。

全身の血管の様子は、桜の木を思い浮かべるとイメージしやすいと思います。

私たちの体の中心には、桜の木の幹に相当する太い**「大動脈」**が縦に走っています。そして、桜の木の枝が大きく広がって伸びるように、手足へと枝分かれしているのが末梢《まっしょう》の**「中・小動脈」**、末端の花や葉の部分に相当するのが**「毛細血管」**です。これらの血管はすべて、一本でつながっています。

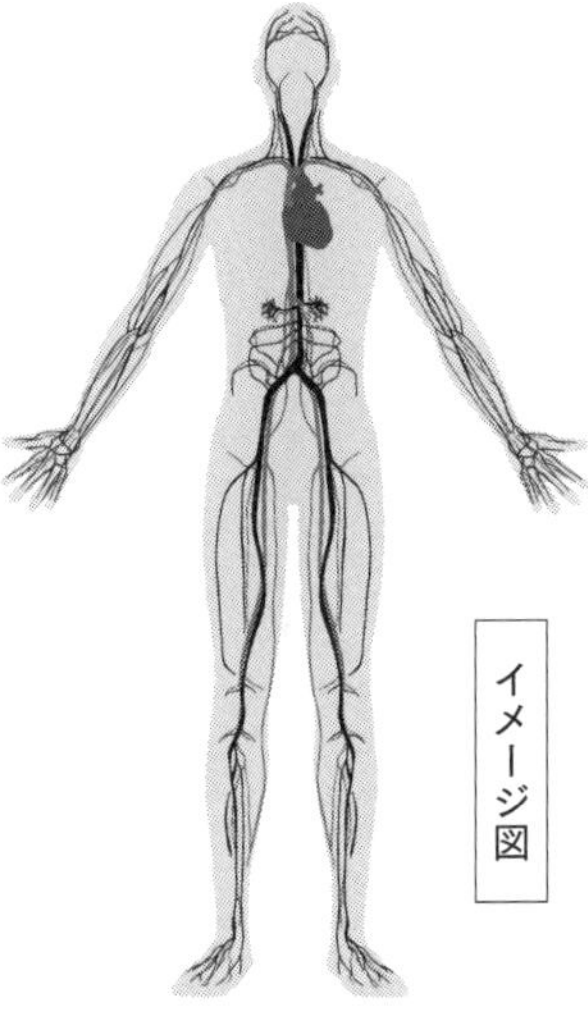

体中に張りめぐらされた
人間の血管

血管の中の血液の流れは、主に血管の収縮と拡張によって調節されています。

大動脈は心臓から送り込まれた血液をしなやかに広がって受け止めたあと、今度は収縮しながら血液を中・小の末梢の血管へ押し流していく働きをしています。これによって、食事で摂った栄養や呼吸で取り入れた酸素が血液に乗って体の隅々まで送られ、私たちは健康で見た目も若々しくいられます。

これぞまさに、次ページの上図のように若くて健康な桜の木がのびのびと枝葉を広げ、豊かに花を咲かせる様子に似ていると思いませんか？

では、年をとっても若々しい木（血管）と、若くても老化が進んでしまった木（血管）との違いはどこにあるのでしょうか。

第2章で詳しく説明しますが、血管は加齢とともにゆっくりと老化します。それによって動脈硬化が進むと、血管のしなやかさが失われて内腔が狭くなるため、末梢への血流が悪くなります。

また、血管の働きは、大動脈などの一部の太い血管を除いて、自律神経によって無

血管は桜の木に似ている

もとの血管

若くて健康な桜の木

大動脈に相当する木の幹も、末梢の中・小動脈の部分に当たる枝もしなやか。幹はなめらかで、のびのびと枝を広げ、豊かに花をつける。

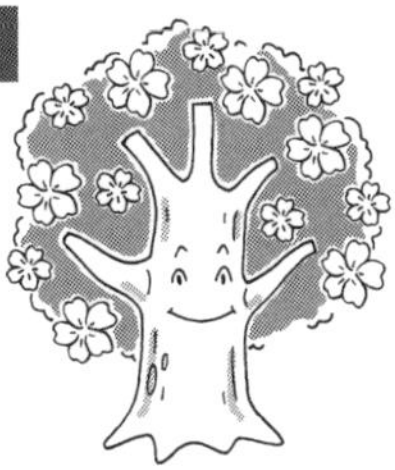

良い生活習慣（環境）

悪い生活習慣（環境）

歳はとっているが、満開の木
⇒血管年齢が若く、見た目も若々しい

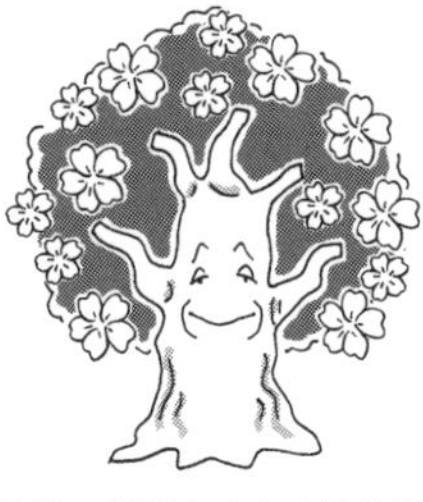

大動脈に相当する木の幹は年齢相応に硬化が進んでいるが、末梢の中・小動脈に当たる枝はしなやかに開くことができる。幹はごつごつとしているけれど、枝を大きく広げ、樹齢100年を超えても満開の花をつける。

若いけれど不健康な桜の木
⇒血管が老化していて、老けて見える

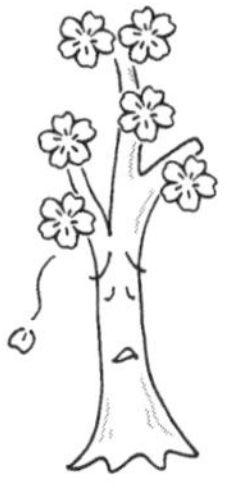

大動脈に相当する木の幹はまだ若くて柔らかいにもかかわらず、不健康な生活習慣により末梢の中・小動脈に当たる枝が硬く収縮。栄養（＝血流）が枝まで行き渡らず、ちらほらとしか花をつけることができない。

意識のうちにコントロールされています。中・小の末梢の動脈には、自律神経が張りめぐらされているのです。

自律神経には、リラックスしたり体温が高くなったときに優位になる**「副交感神経」**と、ストレスがかかったり体温が低下したときに働く**「交感神経」**があります。副交感神経には中・小の末梢血管を拡張する働きが、交感神経には収縮させる働きがあり、状況に応じて血圧や末梢への血流を調整しています。

つまり、交感神経が優位になる環境（ストレス環境）もまた、血管を収縮させ、血流を悪くしてしまうのです。

ただし、「良い生活習慣」によって血管の老化を遅らせたり、自律神経を整えて末梢の血管をしなやかに開くことができれば、血管年齢を実年齢よりも若く保つことは可能です。良い環境にある桜の木が何年にもわたって満開の花を咲かせることができるのと同じです（23ページの図左下参照）。

逆に「悪しき生活習慣」を続ければ、悪い環境のもとでは樹齢の若い桜でも美しい花を咲かせることはできないのと同様に、生理的範囲を超えて急速に血管年齢を老化させてしまうのです（23ページの図右下参照）。

年齢を重ねても健康的な生活によってますます輝く人は、京都・山科《やましな》の名所にある、毎春きれいな花を咲かせる樹齢１００年の桜。逆に20～30代でも不規則な生活を続けて老け込んでいる人は、道路脇で排気ガスにさらされ、過酷な条件のもとに立つ街路樹の桜のようになってしまっているといえるでしょう。

血管年齢を若く保ち、体の隅々まできれいな血液を流し続けることは、若々しく健康に生きるために欠かせない要素です。

だからといって、これまでのご自身の生活を振り返って、「私はもう遅い……」などと嘆く必要は、まったくありません。

「はじめに」でも触れたように、以前は「ひとたび動脈硬化が進めば血管はもとには戻らない」と考えられていました。しかし最近では、**悪しき生活習慣を正し、副交感神経の働きを高めることで、血管の老化を抑えるだけではなく、若返らせることも可**

能であることがわかっています。

「血管は若返る」――このことを念頭に置いて、本書を読み進めてください。

「メタボの36歳」から劇的チェンジ――私の体験

私が「見た目」の重要性をみなさんにお伝えしたいと思ったもうひとつの理由は、**私自身が、実際に内臓脂肪を落として「見た目」が変わることで、人生がガラッと変わる体験をしている**からです。

次のページの写真を見てください。36歳の頃の私自身です。カバーに掲載した、還暦を過ぎた現在の写真と見比べてみてください。まさに、劇的チェンジを遂げたことがおわかりいただけるのではないでしょうか。

30代半ばだった私は、仕事の忙しさなどからくる不摂生とストレスで、体重は今より15キロほど重く、血管年齢は45歳で、実年齢よりも10歳も老化が進んでいました。

外見も体の内面を反映してか、周りの人からは実年齢よりもずっと上に見られていました。

そんな私でしたが、ある日、「患者さんに生活指導する医師が、ぽっこりお腹で見るからに不健康そうな〝メタボ状態〟では示しがつかない」と意を決し、生活習慣の改善を試みました。そして、徐々に改良を加えつつ、20年以上経った現在までその生活を続けています。

結果はというと、**身長173センチ、体重64キロ、体脂肪率10%、血管年齢28歳に改善し、その状態を今もキープ**し続けています。

私のダイエット体験については、拙著『50歳を過ぎても体脂肪率10%の名医が教える 内臓脂肪を落とす最強メソッド』（東洋経済新報社）が詳しいですので、ご興味のある方はそちらもぜひご参照ください。

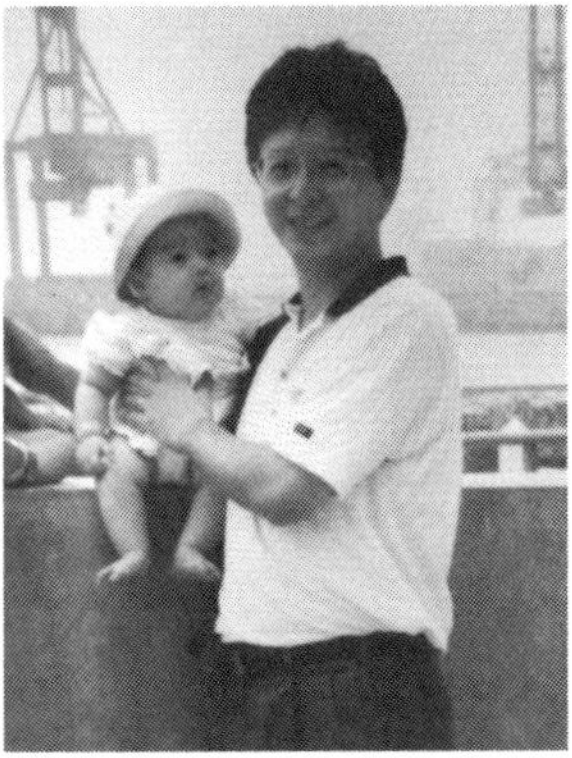

36歳の頃の私。体重79キロ、血管年齢は45歳だった

見た目が若返ると人生が変わる

見た目が変わって、人から「若いね」と褒《ほ》められることが増えると、心が浮き立ちます。うれしくなって、どんどん体に良い選択や行動をするようになるため、ますます健康になるという好循環が起こります。

私自身もそうでした。以前は実年齢よりずっと老けて見られていたため、自信を失っていました。ところが生活習慣を変え、外見も身体的にも「若さ」を取り戻したことで、多くの方から「お若く見えますね」と褒めてもらえるようになって、ずいぶんと自信がつきました。

もともとファッションに興味はあったのですが、「ぽっこりお腹」ではどんな服を着てもあまり様になりませんでした。ところが、スリムになって、背筋がすっと伸びて姿勢が良くなると、別に高いブランドの服を着なくても、カジュアルな安価な服で十分おしゃれに見えることに気づきました。

自然に交際範囲も広がって社交的になり、それにともなって講演会やテレビ出演のオファーがどんどん舞い込むようになり、仕事のやりがいも増しました。自分よりずっと若い方たちと食事をしたり、ゴルフを楽しんだりすることも気兼ねなくできるようになりました。それまでの人生が大きく変わっていったのです。

見た目、仕事、人間関係と、すべてが良い方向に回り始めると、「今の若さをできるだけキープしよう」という〝やる気スイッチ〟が入り、毎日コツコツと続けられるようになりました。今では「いつもの習慣」がひとつでも欠けると、気持ちが悪くなるほどです。

患者さんたちも「見た目」が変わって笑顔に

私のクリニックには、血管のメンテナンスのために全国からたくさんの患者さんが来られます。なかには開業時から27年以上にわたり担当させていただいている方もいます。

体の不調を訴える患者さんたちには、私が実践している生活習慣「池谷式・血管若返り術」について詳しく説明し、納得していただいてから、できる範囲で実践してもらっています。継続している方は、みなさん実年齢よりもずっと見た目が若々しく、いつもイキイキ、笑顔いっぱいで通院されています。

患者さんたちのこうした変化を見るにつけ、私の考えやアドバイスは間違っていないとの確信を深めています。生活習慣の改善がもたらす効果を実感するとともに、なにより私自身、とても幸せな気持ちになります。

健康も生き方も「見た目」の若さで9割決まる——。

こういっても、決して過言ではありません。読者のみなさんにも、この効果を体験していただきたいと心から願っています。

40代で加速！「顔の老化」「ぽっこりお腹」「ET姿勢」

40歳を過ぎたころから、人によって一気に見た目の「老い」が進みます。俗に「老けて見える」という言い方をしますが、これはいったいどのような現象なのでしょうか。

老けて見える要因の第一は、やはり「顔の老化」です。

有名俳優を起用した、ある男性化粧品のテレビコマーシャルが話題になりました。

「この人はいつも若々しい」
「なぜだ？」
「食べ物か？」
「ネクタイの色か？」

「肌のうるおいだ！」

さすがに上手につくるなと感心しましたが、そう、最初に目を引くのは顔の表情、そしてその肌のうるおいやハリが、見た目の若々しさの決め手です。

オンラインでの対面などが増えて、画面に大写しにされる自分の顔を見て、肌のうるおいやハリの大切さに改めて気づいた方も多いのではないでしょうか。

老けて見える要因の2つめは、「ぽっこりお腹」です。

「中年太り」という言葉が表すように、内臓脂肪がたっぷり詰まったお腹が、年齢を感じさせているのです。

背中を丸め、首が前に垂れ下がり、お腹が前に突き出て腰が落ちている――そんな体形の中年の方を駅のホームや街中などで見かけます。そういう人の見た目年齢は、おそらく実年齢よりずっと上だと思います。

かつてアメリカのエリートビジネスパーソンの間では、「太っている人」イコール

「自己管理ができていない人」と判断される傾向にありました。

日本でも、「ぽっこりお腹」を抱えた姿より、スリムで引き締まった体形の人のほうが、プライベートでモテるだけでなく、ビジネスシーンでも、初対面から相手の高評価を得て、ライバルをリードできることは間違いありません。

老けて見える要因の3つめは「姿勢」です。

猫背で、まるで映画『E.T.』に出てくるE.T.(THE EXTRA-TERRESTRIAL)かのように背中を丸めたシルエットは、まさしく老化の象徴です。

私はこのような状態を**「ET姿勢」**と呼んでいますが、姿勢はその人のメンタルの状態、健康度をはかる指標でもあります。**すっと背筋を伸ばしているだけで、見た目の印象が20歳若返る**といっても過言ではありません。

次のページに、ET姿勢の人と、背筋を伸ばした人のシルエットを描いてみました。その差は歴然ですね。

背筋を伸ばすと見た目の印象がぐっと若返る

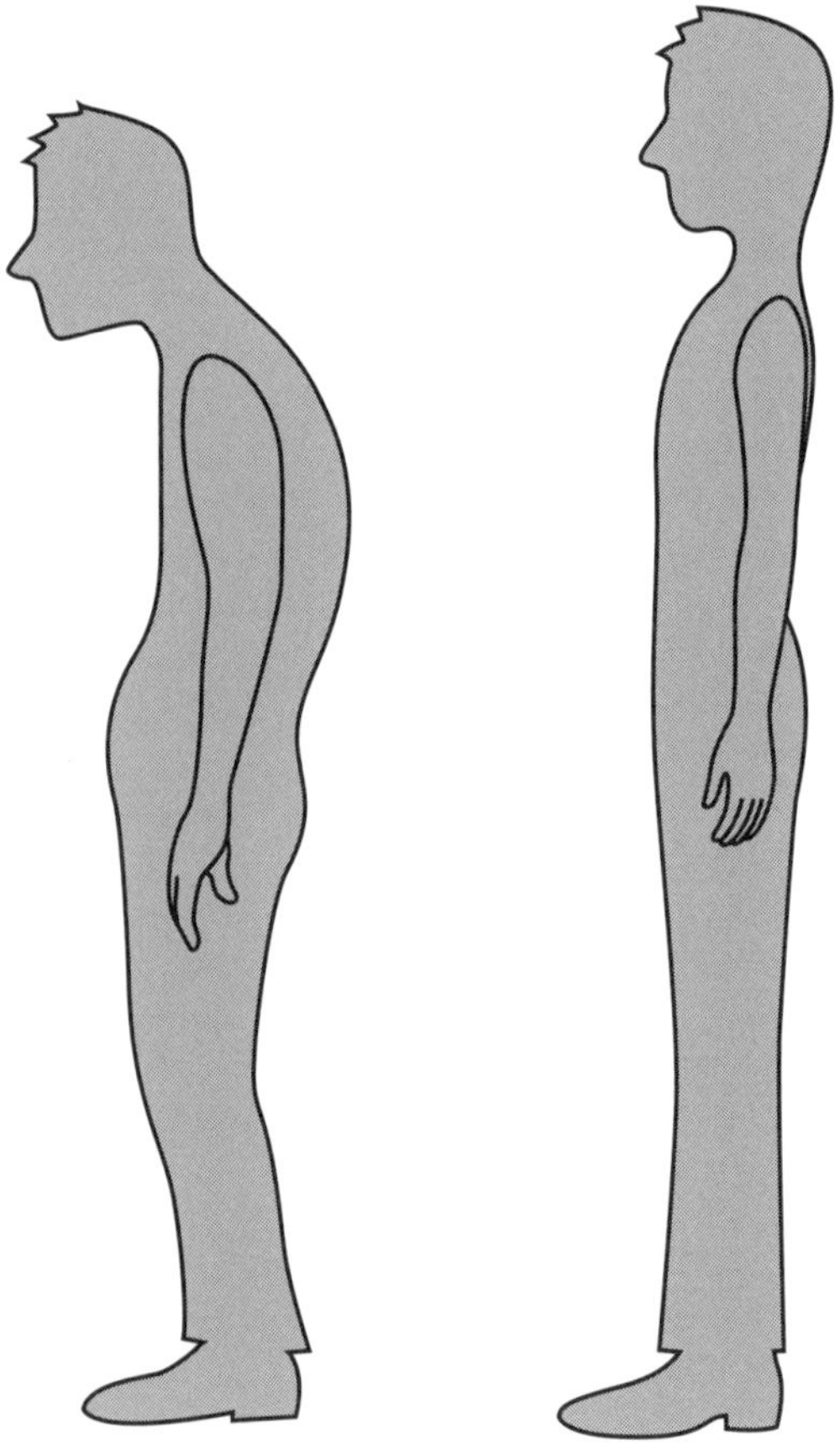

ET姿勢の人　　背筋を伸ばした人

老いて見える原因は「筋肉の減少」

姿勢が悪くなる主な要因は、筋肉量の減少、筋肉の衰えだと考えられています。

筋肉量は男女ともに、20代をピークに、加齢するほど減少します。筋肉量と年齢に関する研究はいくつかありますが、筑波大学大学院の研究グループのデータによると、30代以降男女ともに年間１％ずつ筋肉量は減少するといいます。

つまり、何か対策を打たなければ、30代に比べて40代では10％、50代では20％、60代では30％もの筋肉が減ってしまうということです。とくに、上半身に比べて下半身の筋肉量の減少率が大きいのが特徴です。

筋肉量の減少は本人が気づかないうちに徐々に進みますが、筋肉が減り始めると、姿勢が悪くなるだけでなく、日常的に体を動かすことが億劫《おっくう》になって、フットワークが悪くなっていきます。

あなたは、次の項目に心当たりはありませんか？

Check!

□電車やバスに乗り込んだ際、真っ先に席を確保しようとする
□1つ上の階に上がるだけでも階段は避けてエスカレーター、エレベーターを探す
□徒歩圏の移動でも、車やタクシーを使う

こうした生活を続けていると、数年後には筋肉はいっそう衰えて、姿勢はますます悪くなり、さらには代謝が落ちて肥満になり、見た目も体の中身もすっかり老化するという悪循環に陥《おちい》ります。

ここで紹介した、「顔の老化」「ぽっこりお腹」「ET姿勢」が、「老けて見える」3大要因であることは間違いありません。これについてはおそらくみなさんも、納得してくれているのではないでしょうか。

　ということは逆に、この３つを解消できれば、「見た目年齢」は一気に若返る、ということでもあります。「老けて見える」の悪循環に陥る前に、早め早めに対処することが大切です。

加齢で「見た目」の若さの価値が上昇

　私は30代半ばから「見た目年齢」を意識するようになりました。そして還暦を過ぎた今、心から実感していることがあります。

　それは、**実年齢が増せば増すほど、見た目の若さを保つことで気持ちも若く、ポジティブでいられる**ということです。

　若いころは、ほかの人と比較して、自分の美醜に悩んだり苦しんだりすることが少なくありません。ところが年齢を重ねてくると、気づくのです。ある程度歳をとってからは、持って生まれた美醜の差よりも「見た目の若々しさを維持していること」の価値がより高まる、と。

中年にもなれば、多くの方が「もう歳なんだからしょうがない……」とあきらめてしまいがちです。でも、そういう方々に私が心からお伝えしたいのは、

「中年なのにスリム体形」

「中年なのに背筋がしゃんとしている」

ということはものすごく得をする、ということです。

今の日本では、40代以降の中年男性の3人に1人が肥満といわれます。そうした中で、ちょっと引き締まった体をして、背筋を伸ばして歩いているだけで、「カッコいい」と見られます。希少価値があって、より高評価が得られます。

私自身の経験からいっても、50代になってから、以前よりも「スリムですね」「とても実年齢には見えませんよ」と褒めていただけることが増え、医師としても生活指導の言葉に説得力が増しました。

歳をとるほど、〝若さを保っている人〟は公私ともに際立って輝いてくるのです。

ネガティブな気持ちが「見た目」を老化させる

もうひとつ、見た目に大きな影響を与えるのが「心の持ちよう」、つまり「気持ちの若さ」です。これがもっとも重要な要素だといってもいいかもしれません。先に、「見た目」が若返ると周囲から褒められ、気持ちも上がるという話をしました。

逆もまた真なりで、前向きな若々しい気持ちになることで、背筋はいっそう伸び、日々の活動量も自然に増えていきます。そして、何を食べるか、何を着るか、誰とどう過ごすかなど、生活習慣すべてが変わり、「見た目」も若返ってくるのです。

ところが一般的には、加齢にともなって〝ネガティブな気持ち〟が現れがちになってきます。

あなたは次のいずれかに心当たりはありませんか？

☑Check!

□落ち込みやすくて、うつっぽい
□ちょっとしたことでイライラしたり、怒りが爆発してしまう
□新しい場所や知らない人に会うのを避けがち
□新しいモノ、新しい技術は面倒だから使わない
□気力がなくて何をやるのも面倒くさい

実は男女ともに、40代以降に始まる更年期や、それを乗り越えた初老期に、うつ症状を発症するケースが少なくありません（更年期の不調やトラブルが、女性だけでなく男性にも起こることはいまや常識ですね）。

精神面だけでなく、肩凝りや頭痛、動悸《どうき》やのどの詰まり、肌のかゆみなどの身体症

状をともなうこともよくあります。気持ちが老化することで、体の老化も進む典型的なパターンだといえるでしょう。

とくに、仕事も家事も、そして介護もがんばって、ストレスを感じてもじっと我慢してやり過ごすタイプの人は、うつ状態になるリスクが高いといえます。

本書では、こうしたメンタルの問題についても考えていきたいと思います。

内臓脂肪が落ちる「池谷式・血管若返り術」

私が実践し、患者さんたちにもおすすめしているのが、「池谷式・血管若返り術」です。これはいったい、どのような方法だと思われますか？

つらいものはイヤですよね。私も同じです。

詳しい内容は第3章で紹介しますが、「特別なこと」「難しいこと」は何ひとつありません。

しかし、医学的な根拠に基づいたものであり、私が自分の体を使って試し、厳選したメソッドです。食事、運動や体の動かし方、呼吸、入浴、睡眠、ストレス対策など、日常の生活習慣全般にわたる内容ですが、誰でも簡単に実践でき、経済的な負担もほとんどありません。

あとは毎日コツコツ継続するだけですが、その効果は驚くべきものがあります。「実年齢よりもずっと若く見える」という見た目の若返りだけでなく、次のように全身の健康にもつながります。

・ぽっこりお腹が解消されてスリムになるだけでなく、太りにくくなる
・痛みやだるさ、むくみや冷えなどの不調がなく、体を思い通りに動かせるようになる
・高血圧や糖尿病、脂質異常症などの生活習慣病が改善する

・脳卒中や心筋梗塞《しんきんこうそく》、がんや認知症、感染症の重症化などのリスクが低減する

私は、こうした体と心の内側からあふれ出る**「健康的な若さ」**こそ、私たちが目指すべきものだと信じています。

気づいたときが、変えどき、始めどき

「池谷式・血管若返り術」は、早く始めれば始めるほど、そして、長く続ければ続けるほど、少しずつお金が貯まるように、大きなリターンが期待できます。でも、だからといって、「今からでは遅い」とは考えないでください。

いくつになっても、何かを始めるのに「遅すぎる」ということはありません。

とくに「血管」にはすばらしい回復能力が備わっているので、**いったん老化してし**

まった血管でも、生活習慣を変えるだけで、しなやかで詰まりにくい状態へと若返らせることができるのです。

本書を手に取った今が、あなたにとっての「始めどき」です。今から開始することで、あきらめてしまった人よりも、頭ひとつ、ふたつ、簡単に抜け出せるはずです。

本書のタイトルには「20歳若返る」とありますが、実際には、血管年齢を20歳も若返らせる必要はありません。以前よりちょっと肌にハリが出てきた、髪につやが出てきた、スリムになった、姿勢が良くなった、気持ちが前向きになった……どれかひとつでも実現するだけで、あなたの印象は驚くほど変わります。

「成功の秘訣」は、毎日コツコツ、あきらめないで続けていくこと。それが習慣となって、気づいたときには、大きな変化、リターンを得ているはずです。

さあ、今日から一緒に始めましょう！

［第1章まとめ］

▼見た目の若さは血管の若さ。
▼見た目が若返ると健康になる、人生が変わる。
▼年齢を重ねれば重ねるほど、見た目が若いと得をする。
▼いちど老化した血管も、ちょっとした生活習慣の改善で若返る。
▼毎日コツコツ続けることで、大きなリターンが得られる。

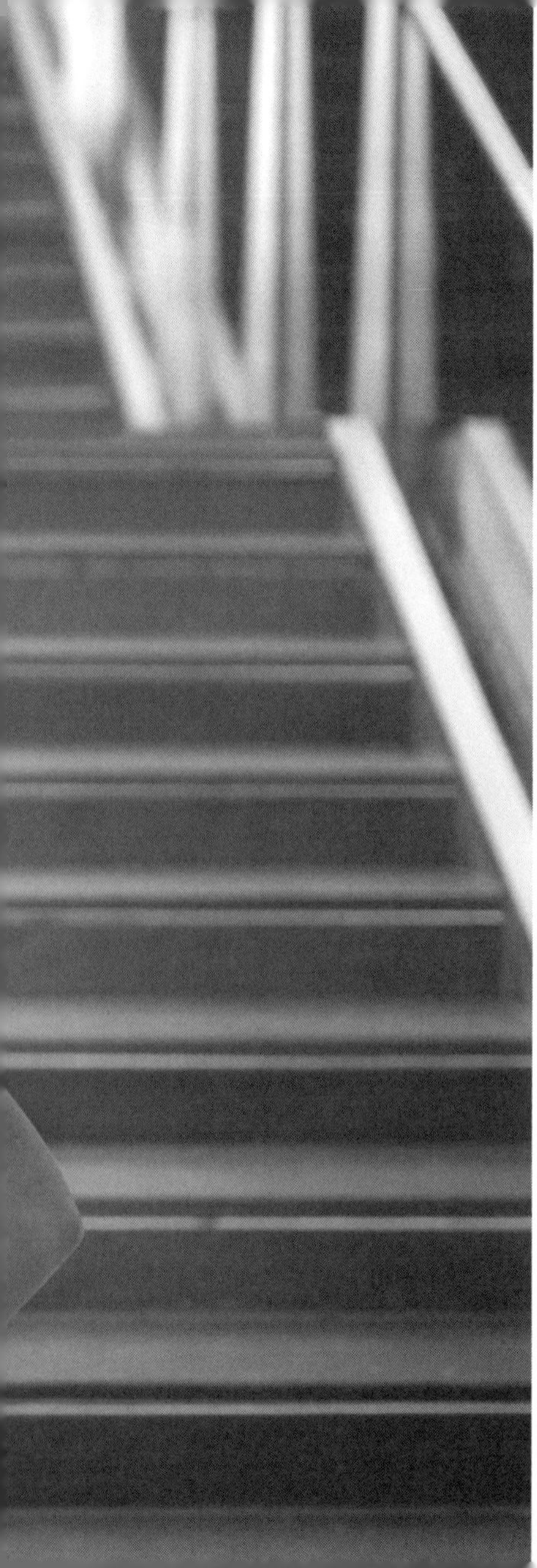

第2章

内臓脂肪を落とすと血管年齢も見た目も若返る

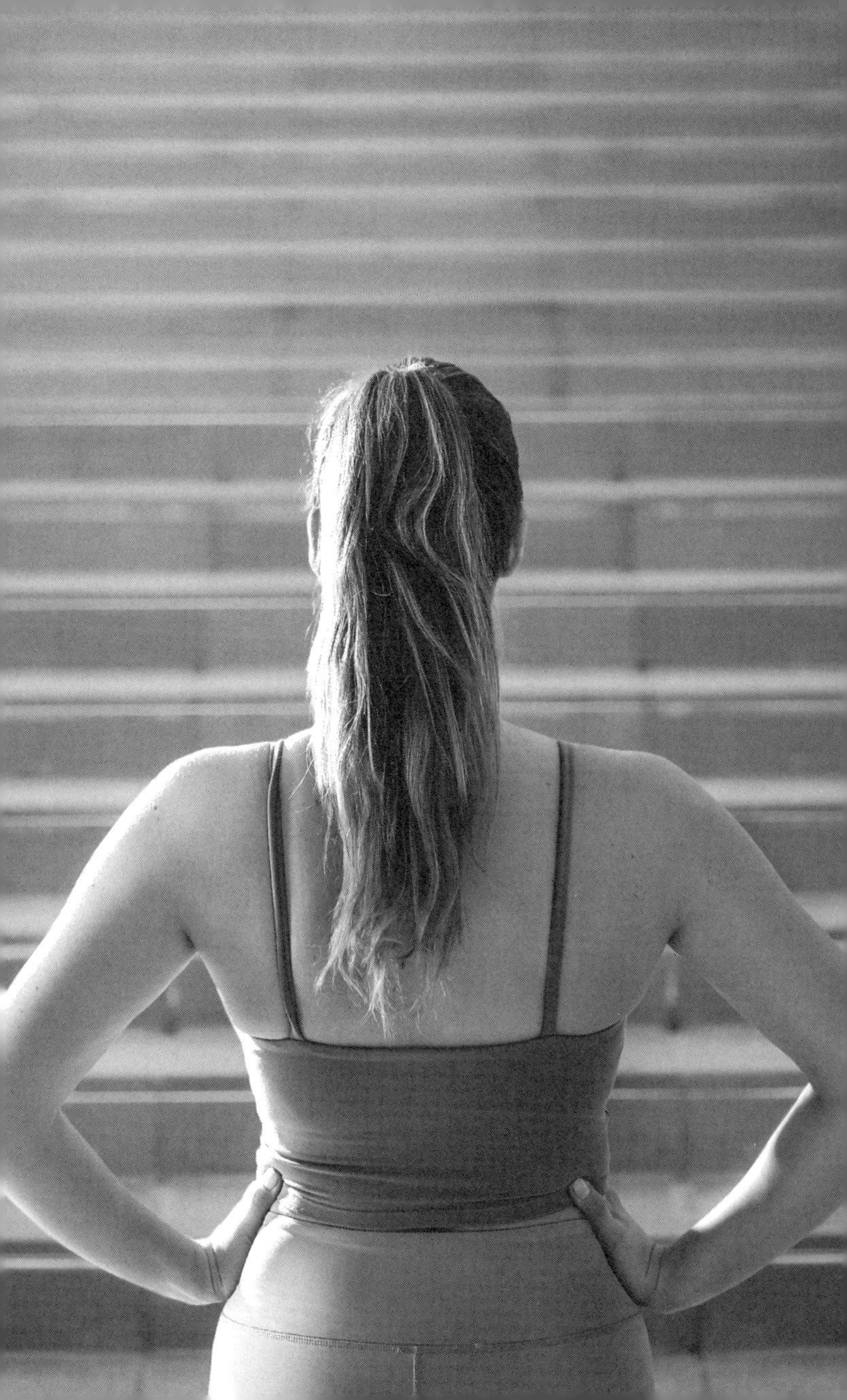

「年齢より若く見える人」と「老けて見える人」の違い

第1章で、見た目の若々しさが、人生においてとても大きな意味を持つという話をしました。

第2章では、血管と内臓脂肪の関係、そして血管にダメージを与える要因や内臓脂肪が健康に与える影響などについて解説していきます。

ところでみなさんは、何十年かぶりに高校時代や大学時代の同窓会などに参加して、当時と見た目がほとんど変わらない人と、誰か思い出せないほどに老け込んでしまっている人がいて、驚いた経験はありませんか。

こうした〝悲しい〟現実は、どうして起きてしまうのでしょうか。その**原因は、日々の食生活や行動、考え方など、ちょっとした生活習慣の差**にあります。

それでは、具体的にどんな生活習慣が「老けて見える」ことにつながるのでしょうか。

まずは、次のチェックリストを見てください。

チェックリスト　老けて見える人のＮＧ生活習慣

【食事】

□お腹がすいたら、食べ物を探してすぐに空腹を満たしている

□コーヒー、紅茶には砂糖を欠かさない。甘い清涼飲料水が好き

□食卓に出されたものは残さず食べる

□魚はあまり食べない／ほとんど食べる習慣がない

□大豆や大豆食品はあまり食べない／ほとんど食べる習慣がない

【日常の行動】

□運動の習慣がなく、食後も体は動かさない
□服装は、体形の目立たないゆったりめのもので、暗色系を選ぶ
□電車やバスなどではいつも席に座る
□なるべく歩かないように行動している
□睡眠時間は毎日5時間未満

【メンタル】

□ストレスを感じても、じっと我慢してやり過ごす
□知らない人や自分より若い世代と付き合うことは避けている
□スマホやタブレット型端末、新しいアプリなどは苦手なので使わない

みなさんも、なんとなく続けてしまっている習慣や行動が、ひとつやふたつあるの

ではないでしょうか。

ところが、これら普段なら意識することもなく見逃してしまいがちな**NG生活習慣の積み重ねで、顔や体形、姿勢などの老化が進み、見た目年齢が実年齢より10歳も20歳も老けてしまう**のです。

それでは、これらの習慣がなぜ、老化スピードを加速してしまうのかについて説明していきましょう。

「老け顔」の原因は血管の老化

ある日突然、鏡に映った自分の顔を見て、シミやしわ、たるみなど、老化のサインに気づき、ショックを受けたことはありませんか。

40代から起こるこうした**「顔の老化」**サインは、血管年齢の老化とともに現れ始めます。

第1章でも簡単に触れましたが、「血管年齢」と「見た目年齢」との関係を調査した愛媛大学医学部附属病院の報告があります。この報告によると、同病院の抗加齢ドックおよび抗加齢皮膚ドックを受診した273人（女性187人、男性86人）の血管年齢（頸《けい》動脈の壁の厚さ）と実年齢を調べたところ、看護師20人が判断して「歳をとって見える人」ほど頸動脈の壁が厚く（血管年齢が高い）、「若く見える人」ほど頸動脈の壁が薄い（血管年齢が低い）ことが判明しました。

私のクリニックに通院する患者さんを見ても、男女を問わず、**「血管年齢検査」で血管年齢が高い患者さんほど、顔にシミ、しわ、たるみなどが目立ち、実年齢よりも老けて見える**傾向があります。

ちなみに、血管年齢検査は血管の硬さ（動脈硬化度）を評価する検査で、指先や手足に取り付けたセンサーを用いて行う「加速度脈波検査」や「脈波伝播速度検査」で測定することが可能です（最近では、人間ドッグなどの検査項目に組み込まれている場合もあります）。

では、なぜ血管年齢と見た目の印象が関連するのでしょうか。

その仕組みを理解するために、まずは血管と血液の働きについて確認しておきましょう。

血管は全身の細胞に栄養と酸素を届けている

血管には大きく分けて**「動脈」「静脈」「毛細血管」**の３種類がありますが、一人の人間の血管を全部つなぎ合わせると、その長さは地球２周半分にもなるといわれます。そして、**血管の99％を占めるのが動脈と静脈の間をつなぐ、薄い壁でできた「毛細血管」**です（厳密には、動脈―細動脈―毛細血管―細静脈―静脈と、それぞれの間を細動脈と細静脈がつないでいます）。

血管の中を流れる血液は、心臓を出発し、全身を巡って心臓へと戻ります。これを**「体循環」**といいますが、この過程で、「動脈」は心臓から送り出される栄養と酸素を血液にのせて毛細血管へ届けます。そして「毛細血管」はそれらを全身の細胞まで届け、代わりに細胞から老廃物や二酸化炭素を回収して静脈へ渡すという重要な役割を担っています。こうして、血液は「静脈」を通って心臓へ戻っていくのです。

皮膚（肌）や臓器、筋肉、骨など、私たちの体は37兆個もの細胞で構成されています。これらの細胞は主に、血管の中を流れる血液が運ぶ栄養や酸素のおかげで正常に働いています。

第1章では桜の木にたとえて説明しましたが、私たちの肌の下には、極細の毛細血管が隙間なく張りめぐらされていて、皮膚の機能と新陳代謝（生まれ変わり）をサポートしています。

血管年齢が若ければ、血管がしなやかに広がり血流も良く、より多くの栄養と酸素が皮膚の隅々まで届くため、表面の肌の状態も良くなります。**栄養と酸素をたっぷりと含んだ血液は、肌にとっては「美容液」と同じ**なのです。

これが、血管年齢の若さと見た目（肌）の若さがリンクする理由のひとつです。

ところが、血管は加齢にともなって内側の壁が硬く変化します。硬くなった血管はしなやかさを失い、広がりにくくなります。そうなると血流が悪くなり、皮膚に届く栄養分が滞《とどこお》るようになっていきます。

また血管が硬くなり血液の流れが徐々に悪くなると、毛細血管に血液が流れなくなって、最終的には幽霊のように消えてなくなってしまう……という恐ろしいことも起こります。これが**「ゴースト血管」**と呼ばれる状態で、さまざまな体の不調に関係していることがわかってきています。

毛細血管の数は20代がもっとも多く、ゴースト血管現象によって徐々にその数を減らし、60代になると20代の4割程度まで減少してしまいます。

加齢とともに血管は硬くなり、毛細血管の数も減る——このダブルパンチによって、**更年期を迎える頃には、私たちの体の中では皮膚に届く栄養分が20代と比べて半減**してしまっているのです。当然、肌に届く「美容液」も半減します。

こうして、何もしなければ細胞は栄養不足に陥り、皮膚はまるで水をもらえない花のようにしおれ、肌も老化する、というわけです。

血管の老化が引き起こす「コワ～い話」

血管の老化が引き起こすトラブルは、肌だけではありません。

ここで改めて、「動脈硬化」について説明してみましょう。

血管は加齢とともに老化しますが、それによって、動脈の血管壁が硬く厚くなって、弾力性を失った状態——これが「動脈硬化」です。

動脈硬化は、加齢に伴う生理的な要因のほか、血液中に「悪玉」といわれるLDLコレステロールや中性脂肪が増えすぎたり、「善玉」といわれるHDLコレステロールが減少することで起こる脂質異常や、高血圧、高血糖、肥満、喫煙、運動不足、ストレスなど、さまざまな危険因子が重なることで、徐々に進行が始まります。

酸化ストレス（体内で活性酸素が過剰に産生され、それを消去する抗酸化防御機能とのバランスが崩れて酸化に傾いた状態）や、高血圧に伴う圧力などによって、血管壁の内壁を覆《おお》う血管内皮細胞が傷つきます。血管内皮細胞は、血液と血管壁の間を隔《へだ》てるバリアの役割をしているため、そのダメージによって血中のLDLコレステロールなどが血管壁内へと侵入します。

このLDLコレステロールが酸化されると異物（酸化LDL）となり、免疫細胞である**マクロファージ**に取り込まれて血管壁に蓄積されます。このようにして血管壁に柔らかい脂質を含んだ瘤《こぶ》（プラーク）が生じ、粥状《じゅくじょう》動脈硬化が始まります（次ページ図①）。

プラークは血圧上昇などの刺激によって傷つきやすく、傷ついた部分には血栓（血の塊《かたまり》）ができます（図②）。

血栓は、瞬く間に大きくなって血管内腔を詰まらせたり、一部がちぎれて流され、より末梢の血管を閉塞してしまうこともあります（図③）。

厳密には「動脈硬化」にもいくつかの種類がありますが、心臓や脳などの太い動脈で起りやすく、血管事故につながるのが、この**「粥状動脈硬化（アテローム性動脈硬化）」**で、一般に動脈硬化という場合は、この病態を指していることがほとんどです。

粥状《じゅくじょう》動脈硬化の進行過程

① 瘤《こぶ》（プラーク）ができる

酸化 LDL などが免疫細胞（マクロファージ）に取り込まれ、血管壁に蓄積して柔らかい脂質を含んだ瘤をつくる

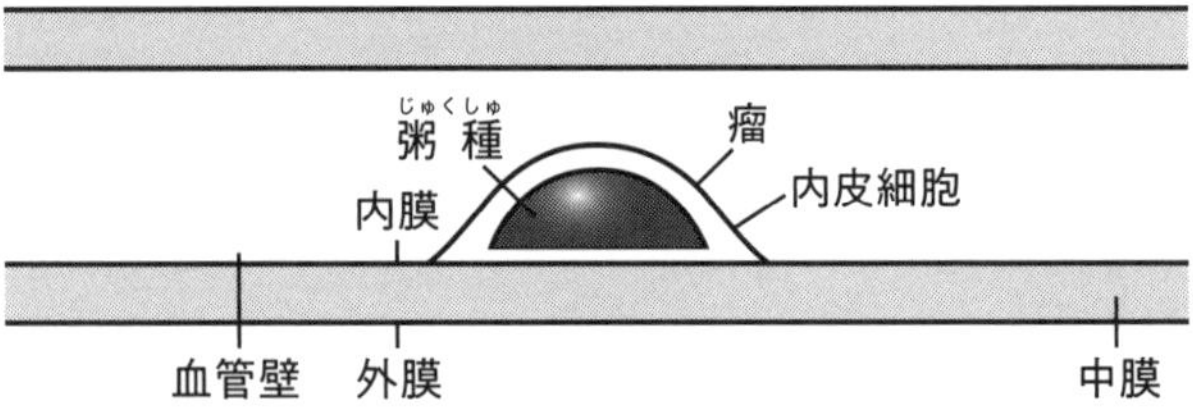

② 瘤が破れる

血圧の上昇（高血圧）などの刺激によって傷ついた瘤に、血栓（血の塊）ができる

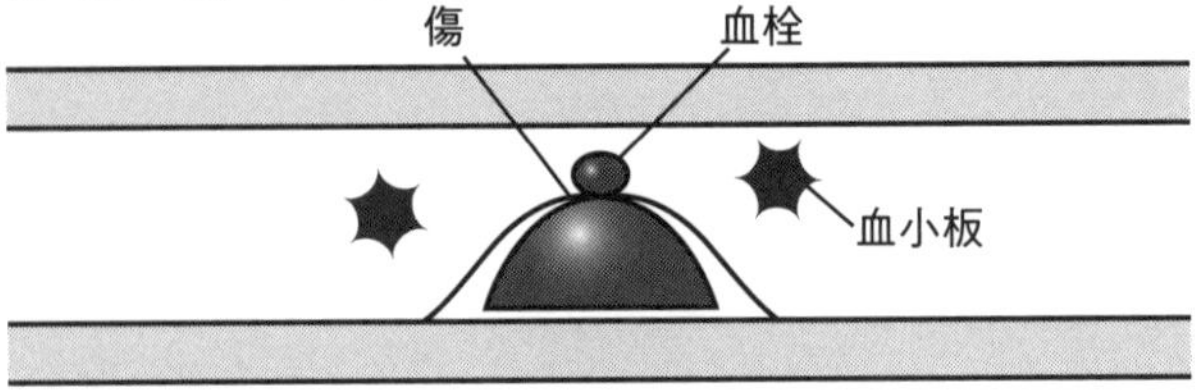

③ 血管が詰まる

大きくなった血栓が血管内腔を詰まらせる。ちぎれた血栓の一部が流されて、より末梢の血管を閉塞してしまうことも

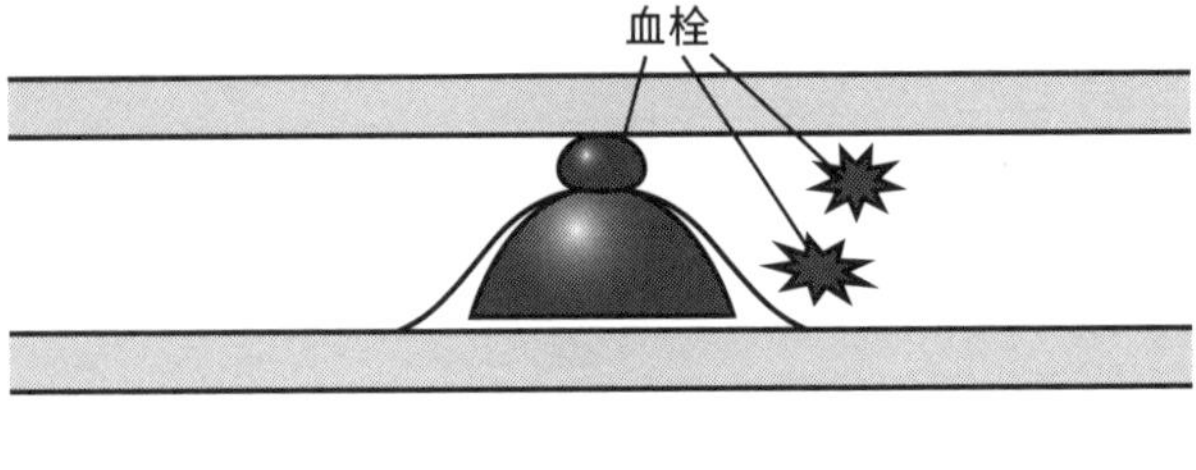

ところで、血管には動脈と静脈があるのに、なぜ「動脈硬化」のみで、「静脈硬化」が問題にならないのか不思議に思ったことはありませんか。

動脈は「心臓から押し出される血液が流れる血管」を指しています。反対に、「心臓に流れ込む血液が流れる血管」が静脈です。そして、もちろん「静脈」も硬化します。

ところが、心臓に戻る血液が流れる静脈には高い血圧が加わらないので、動脈ほどには硬くならないのです。また、たとえ硬化しても、動脈硬化ほど急激に全身に深刻な影響を与えることがありません。そのため、「静脈硬化」が問題となることはほとんどないのです。

動脈硬化によって血流が悪くなり、血液中の栄養や酸素が全身の細胞に十分に運ばれなくなると、細胞ひとつひとつの生まれ変わりがうまくいかなくなり、全身の新陳代謝も滞るようになります。

こうして次のような全身の老化につながります。

・血行が悪くなり、肌や髪がボロボロになる
・代謝が悪くなって太りやすくなる
・肩凝り、腰痛、むくみ、冷えなどの症状が現れる
・疲れやすくなり、姿勢が悪くなる
・病気がちになる
・脳に栄養や酸素が十分に送られず、脳の機能が低下する

話はこれだけで終わりません。

厚生労働省の「人口動態統計」によると、２０２１年の日本人の死因の第1位は「悪性新生物（がん）」、第2位は「心疾患（高血圧症を除く）」ですが、心疾患による

死亡率は年々増加しています。

とくに患者数が増加しているのが「心不全」です。心不全は医学的には病名ではなく、十分な血液を全身に送れなくなっている状態を指しています。

しかし日本循環器学会および日本心不全学会は、２０１７年に「心不全の定義」として、「心臓が悪いために、息切れやむくみが起こり、だんだん悪くなり、生命を縮める病気」と発表しました。心臓が悪いことを総合的に表現する言葉として、あえて「病気」と表現したのです。

「がん患者１００万人時代」という言葉を聞いたことがある方もいると思います。しかし日本における心不全の患者数は、２０２０年時点ですでに約１２０万人と推定されており、がん患者数を超えています。

近年、医療関係者の間では、心不全患者数の急増を、インフルエンザや新型コロナウイルス感染症のパンデミックになぞらえて「心不全パンデミック」と呼び、不安視されているくらいなのです。

心不全が起こる主な要因には、高血圧や心筋梗塞などがあります。58ページの図③で紹介した粥状動脈硬化が冠動脈（心臓に血液を送る血管）に発生すると、心筋に十分な血液量を送れなくなり、心筋が酸欠状態に陥って、命に危険が及ぶことになります。

心不全は死亡率と再入院率が高く、がんの「5年生存率」が約70％であるのに対して、心不全は約50％と、がんよりも低いのです。

血管の老化は心不全、そして命に直結する。

こう聞いて、少し不安になった方もいるかもしれません。

でも、心配はご無用！

第1章でお話ししたように、血管には回復能力があり、いったん老化してしまった血管も若返らせることができるからです。詳しくは本章の最後で説明しますので、まずはこのまま読み進めてください。

体の老化＝サビとコゲは血管内で起こる

　ところで、いったい何が私たちの血管にダメージを与え、老化させているのでしょうか。

　体を老化させる主な要因は**「酸化」**です。また、「糖化は老化」という言葉があるように、**「糖化」**は私たちの体の細胞を酸化して障害することがわかっています。「紫外線による酸化から肌を守る」とか、「糖化から体を守るエイジング対策」など、化粧品やサプリメントのキャッチフレーズで、みなさんにとってもお馴染みの言葉かもしれません。

　酸化は、古くなった自転車などにつく「サビ」を、糖化は、魚を焼きすぎたときなどにできる「コゲ」をイメージするとわかりやすいと思います。

　サビは自転車のスムーズな動きを妨《さまた》げ、コゲは魚のおいしさや栄養を損ないますが、サビとコゲは、私たちの体をつくる細胞にとっても同様の害をもたらします（コゲはがんの原因にもなるといわれています)。そして、血管内で生じるサビやコゲが動脈硬化を進め、全身の老化を早めてしまうのです。

高血糖と活性酸素で血管がボロボロに

問題は、どうなると体の中にサビやコゲが発生してしまうのか、ということですが、**血管内のサビやコゲの発生に深く関与しているのが「血糖値」の上昇**です。

血糖値とは、「血液中に含まれるブドウ糖の濃度」を示すものですが、最近はダイエット関連用語として、広く知られるようになりました。

私たちが食事をすると、体内に**「糖質」**が取り込まれます。糖質とは栄養学的には、炭水化物から食物繊維を除いたもので、消化分解されると「ブドウ糖」に変化し、それが血管内に送り込まれることで血糖値が上がります。

血管内が「高血糖」状態になると、すい臓から**「インスリン」**というホルモンが分泌され、血液中のブドウ糖を肝臓や筋肉、脂肪組織に取り込んで、血糖値を下げるように働きかけます。私たちの体は、本当に良くできています。

ところが、運動不足や食べすぎによって「メタボ状態」になると、この優れた血糖コントロールのシステムに不具合が生じます。詳しくはあとで説明しますが、蓄積した内臓脂肪から分泌される「生理活性物質」の悪影響や、ブドウ糖を取り込む筋肉量の減少にともなって、インスリンの効きが悪くなっていきます。

すると、糖質を多く含む食品を食べるたびに、コントロールが利かずに、食後の血糖値が急上昇する**「食後高血糖」**を繰り返すようになります。食後高血糖は、血管内に過剰な活性酸素を発生させます。活性酸素は、酸化ストレスによって血管内皮細胞を傷つけ、ＬＤＬコレステロールなどを「酸化」して、動脈硬化を進行させてしまうのです。

私たちの体の中には、活性酸素の害から体を守る「抗酸化防御機能」が備わっており、通常は上手にバランスを取ってくれます。ところが、**活性酸素の発生量が多すぎて抗酸化防御機能を上回ると、そのバランスが崩れて、活性酸素によるさまざまなト**

ラブルが引き起こされます（この状態を「酸化ストレス」といいます）。

血管内に大量の活性酸素が発生すれば、血管は酸化してサビついてボロボロになってしまいます。また、高血糖が続いてインスリンが過剰に分泌されると、ナトリウムが排泄《はいせつ》されにくくなるなどの理由から高血圧の原因にもなり、動脈硬化の進行に拍車がかかります。動脈硬化が進むことで、さらに血圧が高まるという悪循環にもつながります。

最強の老化物質ＡＧＥｓが老化や病気を招く

もうひとつの老化の原因、コゲについても説明しましょう。

肌や筋肉をつくるのが、たんぱく質であることはよく知られていますが、血管の主要材料もたんぱく質です。血糖値の上昇から高血糖状態が続くと、血液中に余ったブドウ糖が血管壁のたんぱく質と結びつき、それが体温で温められることで「コゲ」が生じます。これが「糖化」という現象です。

血管壁に糖化が起こると、そこに活性酸素が生じ、組織に変性が起こります。

糖化反応で変性したたんぱく質は、**「ＡＧＥｓ（終末糖化産物）」**と呼ばれます。ＡＧＥｓは血管だけでなく、体のあちこちで発生し蓄積され、体内の細胞をどんどん老化させるため、**「最強の老化物質」**ともいわれます。

ＡＧＥｓが肌に発生すると、肌のコラーゲンに変性を起こして弾力を失わせ、しわやたるみがどんどんできるという、〝ゾッとするようなこと〟が起こります。

さらには、糖尿病のリスクが上昇したり、その蓄積によって、がんや認知症のリスクが上がることもわかってきています。

甘いもの、ごはんやパンで血管の老化が進む

「酸化」も「糖化」も、引き金となる最大の要因は「血糖値の急上昇」です。そし

て、血糖値を上昇させるのが、「糖質」を多く含む食品をたくさん食べることです。

とくに、主食のごはんやパン、麺類などの穀類、また、49〜50ページの「老けて見える人のNG生活習慣」で示した、砂糖や甘い清涼飲料水などの甘味類、果物類などの甘いものは糖質が多く、血糖値を急上昇させてしまう食品や飲料の代表です。

ごはん好き、パン好き、甘いものは欠かせないという人は少なくないかもしれませんが、ここではぜひ、**糖質の多い食事を続けていると、高血糖状態をくり返し、そこから血管の老化が進む**、ということを覚えておいてください。

もちろん、完全にやめる必要はありません。意識をして摂りすぎないようにすることが重要なのです。

認知症のリスクを高める「高血糖」

「いくつになっても、認知症にはなりたくない」とは、誰もが望むことでしょう。

ところが近年、認知症患者数は急激に増えていて、厚生労働省の発表によると、日本における２０２０年時点での65歳以上の認知症発症者数は約６００万人と推計され、25年には約７００万人、高齢者の5人に１人が認知症になるといわれています。

糖尿病が認知症のリスク要因になることは、多くの研究で報告されています。とくに、食事をしたあとに血糖値が急上昇する**「食後高血糖」が認知症の発症と強く関連する**ことがわかっており、糖尿病に至る前の予備軍の段階から、すでに認知症の危険性が高まっていると考えられています。

高血糖が脳へのダメージにつながると考えられる原因のひとつが、動脈硬化です。脳の血管で動脈硬化が進行すると、血管内腔が狭くなって脳の血流が停滞します。さらに、血管壁に生じた瘤が傷つけば、そこに血液の塊である血栓が生じて血管を閉塞し、「脳梗塞」を発症します。

また、動脈硬化は血管壁を脆《もろ》くするので、高い内圧に耐えられず脳の血管が破れて出血することもあります。これが「脳出血」です。

脳梗塞や脳出血は脳の細胞を損傷するので、認知症発症の要因にもなります。このように、脳の血管のダメージが原因で発症する認知症が**「脳血管性認知症」**です。

高血糖が認知症のリスクを高めるもうひとつの理由として、インスリンの過剰分泌が考えられています。

認知症には、脳血管性認知症のほかに、認知症の原因のおよそ70％を占めるといわれる**「アルツハイマー型認知症」**があります。

アルツハイマー型認知症は、〝脳のゴミ〟と呼ばれる「アミロイドβ《ベータ》」というたんぱく質の一種が蓄積することで発症します。このアミロイドβを分解するのが体内の酵素ですが、実はこの酵素が、インスリンを分解する働きも担っています。

高血糖状態が続くことでインスリンが多量に分泌されてしまうと、インスリンを分解するために酵素がどんどん使われてしまい、アミロイドβの分解に働く分がなくなってしまいます。その結果、脳内にアミロイドβがどんどん蓄積されて、脳の働きを悪くしてしまうのです。

「脳に甘いものがいい」は正しいか？

ダイエットのために、甘いものがよくないことはわかっていても、「甘いものを食べないと脳が働かないから」を言い訳にして、ついつい食べてはいませんか。

でも、これは間違った知識です。

糖質は「脳のエネルギー源」として知られていますが、糖質を摂取しなくても、私たちの体は脂肪を分解して、「ケトン体」という脳を働かせるためのエネルギーを発生させるので、〝脳のために〟たくさんの糖質を摂る必要はありません。

逆に、過剰な糖質の摂取が脳にダメージを与える可能性があることは、先に説明したとおりです。

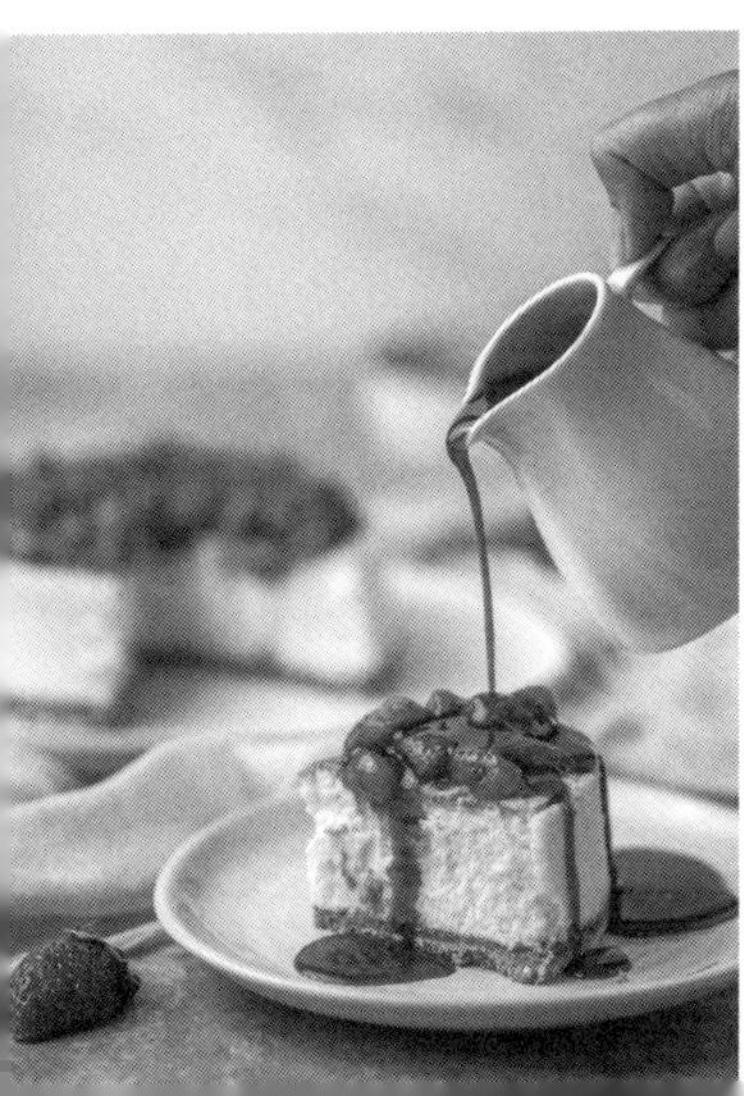

ケトン体は「脳の第二のエネルギー」ともいわれています。意識して糖質を制限している人たちの中には、エネルギー源としてケトン体を利用するようになったことで、「糖をエネルギー源としていた頃より頭がスッキリして、イメージ力や記憶力がアップした」と話す人も多くいます。

さらに、ケトン体は、単にエネルギー源としての役割だけでなく、臓器の障害を防ぐという貴重な働きを担っている可能性のあることがわかってきました。

2020年7月、滋賀医科大学の研究グループが、糖尿病によって引き起こされる腎臓の障害（糖尿病性腎臓病）の進行がケトン体によって抑制されている可能性があるとする研究結果を、世界で初めて報告したのです。

糖質を控えてケトン体を第二のエネルギーとして意図的に活用するほうが、脳だけでなく臓器にも良い可能性があるということです。

肉の脂の摂りすぎで血管ダメージが加速

血管を老化させる食品として、「甘いもの」や「主食」と同様に、注意が必要なのが「肉類」です。

近年、日本人は魚を食べる機会がすっかり減ってしまいました。

下のグラフは、農林水産省の「食料需給表」による「魚介類と肉類の１人当たりの年間消費量の推移」を表したものです。

これを見るとわかるように、食用魚介

魚介類と肉類の１人当たり年間消費量の推移

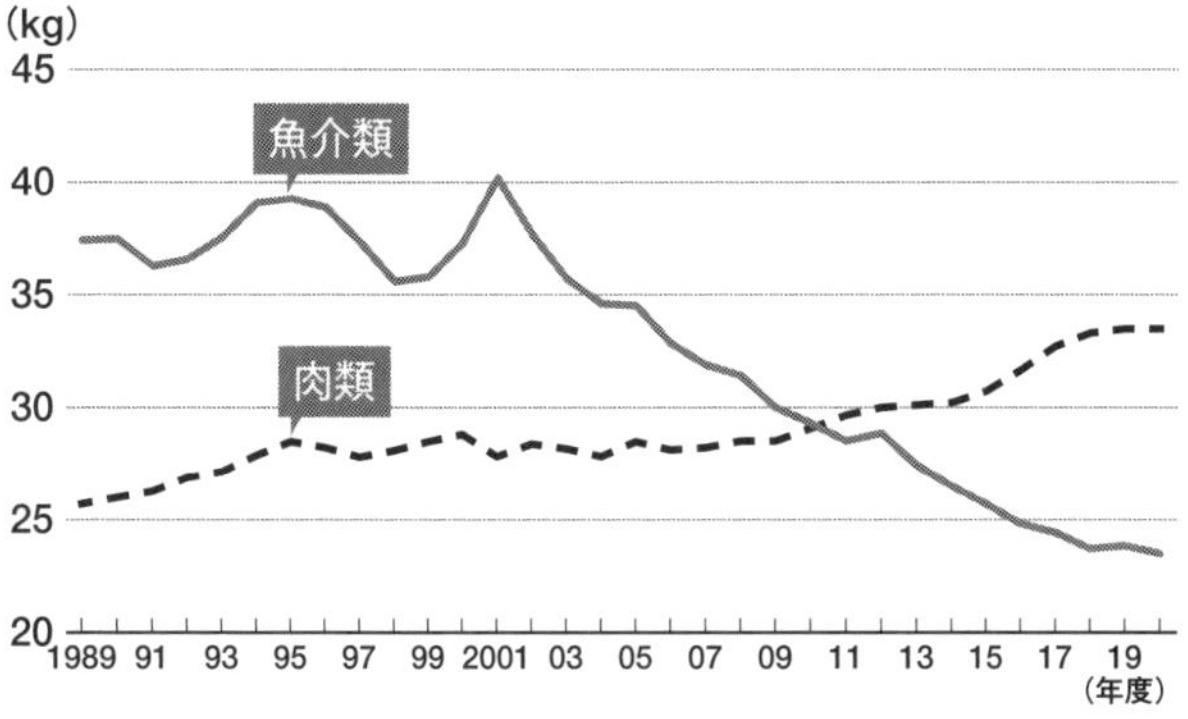

出所：水産白書 2021 年版「食用魚介類及び肉類の１人１年当たり消費量の変化」

類の1人当たりの年間消費量は2001年度をピークに年々減り続け、20年度にはピーク時の58％にまで減少してしまいました。反面、肉類の消費量は年々増加を続けていることがわかると思います。

私のクリニックに来院される、動脈硬化の患者さんたちにその食生活を尋ねると、必ずといっていいほど「肉」中心の食事になっています。ほぼ毎食、肉を食べているという方も珍しくありません。

肉の食べ過ぎで血管ダメージが加速している可能性を疑わざるをえません。

害になる脂肪酸、薬になる脂肪酸

肉中心の食生活で血管が老化してしまう理由は、肉の脂《あぶら》に含まれる脂質の主成分である**「脂肪酸」**の種類にあります。

脂肪酸の種類は少し複雑なので、77ページの図「脂肪酸の種類と油脂との関係」と照らし合わせながら読み進めていただくと、わかりやすいと思います。

脂肪酸は、牛肉や豚肉、鶏肉などに多く含まれる**「飽和脂肪酸」**と、魚介類に多く含まれる**「不飽和脂肪酸」**に分けられます。飽和脂肪酸は常温で固まる脂（固体）、不飽和脂肪酸は常温でも固まらない油（液体）です。

飽和脂肪酸は大切なエネルギー源ですが、摂りすぎると肥満や「悪玉」のＬＤＬコレステロールの増加を招き、動脈硬化を進める一因になると考えられています。

一方、不飽和脂肪酸は、ＬＤＬコレステロールを減らしたり、中性脂肪値を下げたりする働きがあります。ただし、不飽和脂肪酸にもいくつかのタイプがあり、それぞれ特徴があるので注意が必要です。

まず、不飽和脂肪酸は、**「一価不飽和脂肪酸」**と**「多価不飽和脂肪酸」**に分かれます。

一価不飽和脂肪酸は、別名**「オメガ９系脂肪酸」**あるいは**「ｎ－９系脂肪酸」**とも呼ばれ、オリーブオイルなどに豊富に含まれる**「オレイン酸」**が代表です。また、体内で飽和脂肪酸からも合成されます。

オメガ9系脂肪酸は、「善玉」のHDLコレステロールに影響することなく、悪玉のLDLコレステロールを減らすため、動脈硬化の予防に役立つと期待されています。熱にも強いので、ドレッシング以外に加熱調理にもたいへん重宝する油です。

多価不飽和脂肪酸は体内で合成できないので、食事などから摂取しなければならないため、「必須脂肪酸」とも呼ばれます。欠乏すると皮膚炎などが発症することもあります。

多価不飽和脂肪酸は、**「オメガ6(n-6)系脂肪酸」**と**「オメガ3(n-3)系脂肪酸」**とに分かれます。オメガ6系脂肪酸は、大豆油やコーン油などの植物油に多く含まれる**「リノール酸」**に代表されます。

リノール酸は、一価不飽和脂肪酸と同じようにコレステロール値を下げる働きがありますが、LDL(悪玉)コレステロールだけでなく、HDL(善玉)コレステロールも減少させてしまうため、動脈硬化の予防効果は期待できません。

また、リノール酸は、代謝によって体内で**「アラキドン酸」**に変化します。

脂肪酸の種類と油脂との関係

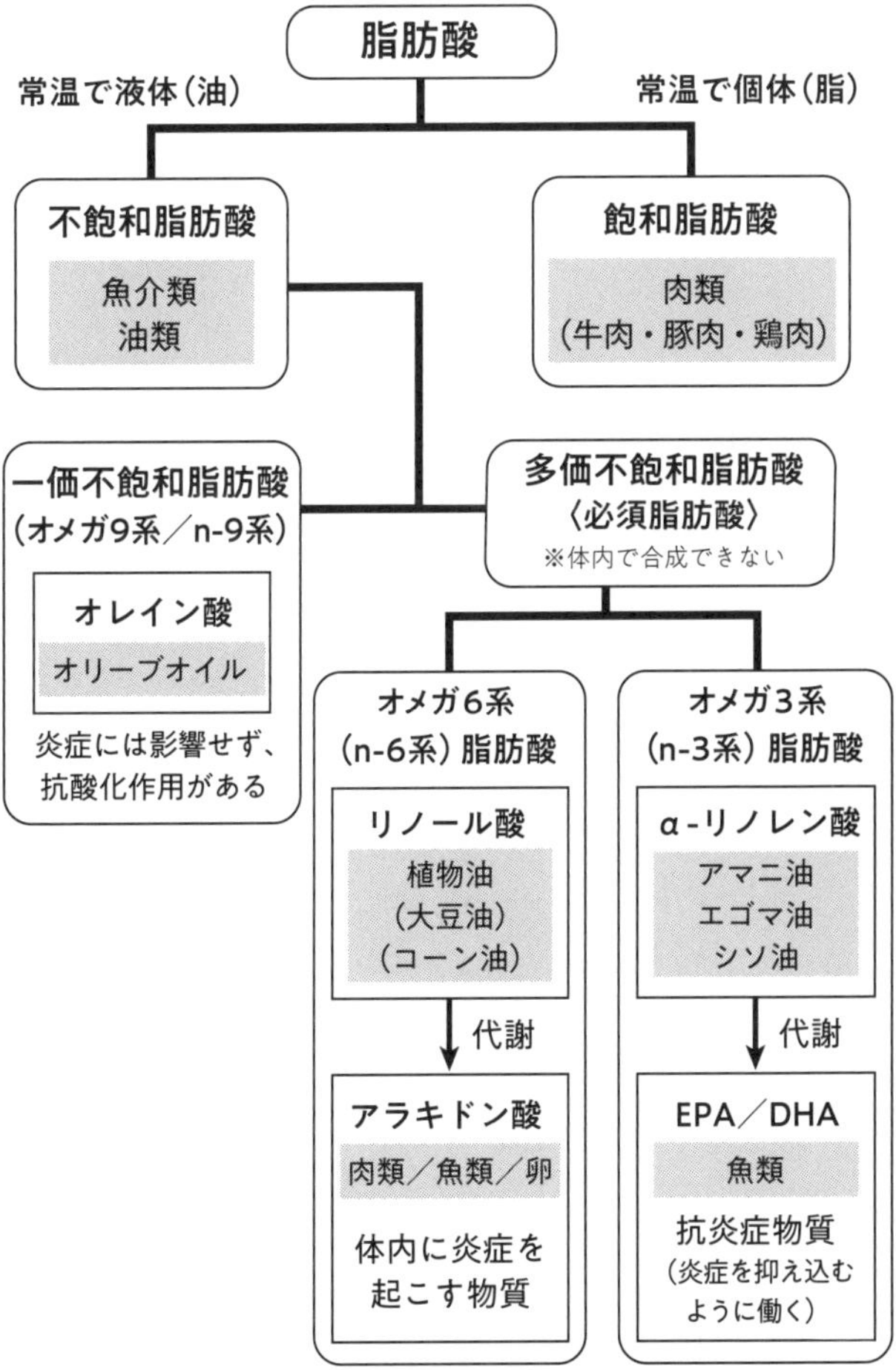

体内にアラキドン酸が増えることで、血管の炎症や血栓を起こしやすくなることがわかっています。ところが、リノール酸を主体とした油は、さっぱりとして癖がなく安価なことなどから、外食店の料理やスーパーなどで売られている弁当の揚げ物、炒め物に好んで使われています。そのため、気がつかないうちに摂りすぎてしまう傾向があります。

一方、オメガ3系脂肪酸は、魚に多く含まれる**「EPA（エイコサペンタエン酸）」**や**「DHA（ドコサヘキサエン酸）」**、アマニ油やエゴマ油などに豊富な**「α-リノレン酸」**に代表されます。α-リノレン酸は体内で、EPAやDHAに変換されます。

EPAおよびDHAは、動脈硬化の原因となる血中の過剰な中性脂肪を減らすとともに、血管の炎症を抑える「抗炎症物質」です。アトピー性皮膚炎、アレルギー性鼻炎、乾燥肌などにも効果があります。DHAは脳の働きをサポートする脂肪酸としても知られています。

油脂選びは、私たちができる、もっとも簡単かつ効果的な血管・肥満対策のひとつだと私は思います。

最近では、スーパーなどで販売されている油にも、「オメガ○系」や「ｎ－○系」という表示が見られるようになりました。「オメガ○系」や「ｎ－○系」とは、脂肪酸を元素の単位で見たときに、炭素の二重結合が何番目から始まっているのかで分類したものです。

意味を理解する必要はありませんが、「オメガ６系」は炎症を起こしやすいので摂りすぎ注意、「オメガ３系」は炎症を抑えるので積極的に摂ってＯＫ。でも「オメガ３系」は熱に弱く酸化しやすいので、加熱調理には「オメガ９系」などと、区別するのにとても役立ちます。

これを参考に、上手に油を活用・摂取していただけるといいと思います。

脂質の偏りが全身に炎症を引き起こす

ところで、体内でリノール酸から変換される「アラキドン酸」は、肉や魚、卵など、食品にも多く含まれます。そのため、植物油に加えて牛・豚・鶏などの肉類に偏った食事を続けていると、動脈硬化のリスクが高まるだけでなく、全身の慢性的な炎症を起こしやすくなります。

魚もアラキドン酸を含みますが、同時にＥＰＡやＤＨＡという「抗炎症物質」を豊富に含むため、アラキドン酸の炎症作用を抑え込むように働いてくれます。魚が健康食とされるのは、このためです。

炎症というのは本来、有害なものではありません。一種の免疫システムで、私たちの体を外敵から守ってくれたり、傷ついた組織を修復してくれたりする反応です。

56ページ以降で紹介したように、血管壁の内側にある内皮細胞が、血圧や血流の刺激、酸化ストレスなどにより傷つくと、そこに炎症が生じます。

この炎症が生じる過程で、酸化されたＬＤＬコレステロールなどが免疫細胞に取り込まれながら血管壁に沈着し、プラークとなって動脈硬化が進行します。加えて、喫煙やストレス、高血圧、糖尿病、脂質異常症などの生活習慣病があると、血管内皮細胞のダメージに拍車がかかり、加齢に伴う生理的な範囲を超えて動脈硬化が進行してしまうのです。

動脈硬化を予防するためには、これらの悪しき生活習慣や生活習慣病をコントロールすることが大切ですが、まずは血管壁に生じた慢性的な炎症を抑えることがポイントです。

炎症は、血管のみならず、肌、肝臓、腎臓、そして脳に至るまで、全身のあらゆる臓器の障害や老化の原因となっています。一方で、私たちの体には炎症を抑えて、障害から臓器を守る働きも備わっています。


前述したように、体内の炎症の起こりやすさは、摂取する脂肪酸のバランスによって変化します。オメガ6系を抑えてオメガ3系を多めに摂るようにして、体内の炎症を鎮めることが、健康維持に大いに役立つと考えられているのです。

だからといって、「肉は食べてはいけない」といいたいわけではありません。肉には私たちの体づくりに欠かせない、良質なたんぱく質が含まれています。

大事なのは、「脂質を摂るときには、どの脂肪酸を摂るか、そのバランスが重要」ということを知って、賢く摂取することです。

EPA・DHAとアラキドン酸の摂取比率は1対1が理想とされています。これも覚えておくといいかもしれません。

また、たんぱく質を摂るときには、肉、魚などの動物性たんぱく質と、大豆などの豆類の植物性たんぱく質をバランスよく食べることもおすすめします。それによって、たんぱく質を効率的に摂取できるだけでなく、脂質の偏りを防ぐことにもつながるからです。

「トランス脂肪酸」「過酸化脂質」は回避する

最後に、注意したい脂質（脂肪酸）を紹介しておきましょう。

まずは**「トランス脂肪酸」**です。

「トランス脂肪酸が体に悪い」という話は、なんとなく耳にしたことがあるのではないでしょうか。

「トランス脂肪酸は慢性炎症のもとになる」ことがわかっており、農林水産省のホームページにも、「日常的にトランス脂肪酸を多くとりすぎている場合には、少ない場合と比較して心臓病のリスクが高まることが示されています」と明記されています。

つまり、肉などの「アラキドン酸」は、「必要ではあるものの、現代人は摂りすぎの傾向があるので控えたい脂肪酸」であるのに対し、トランス脂肪酸は「摂る必要がない脂肪酸」と考えられています。

トランス脂肪酸には、牛肉や羊肉、牛乳や乳製品の中に微量に含まれる天然のものと、常温で液体の植物油や魚油から、半固体や固体の油脂に加工される途中で生成される人工的なものの2種類があります。

後者の代表がマーガリンやショートニングで、これらを原材料に使ったパン、ケーキ、ドーナツなどの洋菓子や揚げ物などに、トランス脂肪酸が含まれているものがあります。近年は健康志向の高まりから、トランス脂肪酸の濃度が低い食品も増えてきていますが、トランス脂肪酸の害については知っておくといいでしょう。

脂質の摂取量が高くなると、自然にトランス脂肪酸の摂取量が増えてくることも覚えておいてください。

もうひとつ、なるべく避けたいのが**「過酸化脂質」**です。

これは、空気中の「活性酸素」によって酸化された脂質のことで、体内に入ると細胞を傷つけ、体内の活性酸素を増やして炎症をつくりだします。

揚げてから時間の経った揚げ物、使いまわしの揚げ油、スナック菓子、インスタント食品などが「過酸化脂質」を多く含む食品の代表です。

慢性的な睡眠不足も血管のダメージに

血管の若さを維持するためには、**「睡眠」**も重要です。**慢性的な睡眠不足は血管のダメージにつながる**からです。

ところが日本人の睡眠不足は深刻で、厚生労働省が２０１８年に調査した「国民健康・栄養調査」によると、ここ１カ月、睡眠で休養が十分に取れていない者の割合は21・７％で、１日の平均睡眠時間が６時間未満の割合が男性30〜50代、女性40〜60代で４割を超えているといいます。

つまり、10人に４人以上は十分な睡眠が取れておらず、慢性的な不眠状態にあり、脳が十分に働かないまま、日中をなんとかしのいでいるといってもいい状態だということです。これでは、仕事や家事のパフォーマンスが落ちても仕方ないかもしれませんね。

人間の体の機能を調整する「自律神経」には、「交感神経」と「副交感神経」がありますが、人は夜寝ている間は、血管が緩《ゆる》んで血圧が低下し、心身もリラックスした穏《おだ》やかな状態をもたらす「副交感神経」優位の状態になっています。そして朝起きたときに、体を緊張状態にする「交感神経」優位へと切り替わって、血管が収縮し血圧が上がっていきます。

ところが、睡眠が十分に取れていないと副交感神経が働かず、交感神経が優位な状態が長く続くことで血管が収縮して血液が固まりやすくなります。血圧も上昇するので心拍数が高まり、心臓や脳にも強い負担がかかります。その結果、梗塞を起こしたり、動脈硬化の進行を招いたりしてしまうのです。

深い睡眠のときには**「成長ホルモン」**が分泌されますが、それが血管内皮細胞のダメージを修復し、血管の若返りに働く**NO（一酸化窒素）**の分泌を高めることもわかっています（NOについては、あとで詳しく説明します）。

また、睡眠中や入眠前には脳内で**「メラトニン」**というホルモンが分泌されます。メラトニンは血液中の糖代謝に関わっていることがわかってきていて、2013年には米国ハーバード大学のマクムラン博士によって、メラトニンの分泌量が低い人は、2型糖尿病の発症率が通常の倍以上（2・17倍）になると報告されました。

つまり、睡眠不足は血管にダメージを与え、しかもその修復の機会を奪うとともに、高血糖のリスクを高める原因にもなるということなのです。

睡眠不足は脳のコンディションを悪化させ、脳の老化も加速させます。脳の血管がダメージを受けることで、睡眠中に脳内で行われるはずの〝脳のゴミ〟アミロイドβの大掃除ができなくなるからです。

アミロイドβは、睡眠中に脳脊髄液で洗い流され、排出されています。ところが、睡眠時間が短いと、アミロイドβが十分に洗い流されずに、脳内に蓄積してしまいます。その結果、脳内はゴミだらけになって働きが悪くなり、それが高じると「アルツハイマー型認知症」につながる危険性があるということです。

睡眠不足が食欲を狂わせる⁉

睡眠不足の害は、ダイエットにも悪影響を及ぼします。ホルモンバランスを狂わせて、異常な食欲の引き金になるからです。

食欲をコントロールするホルモンには、食欲を抑える**「レプチン」**と、食欲を増進させる**「グレリン」**の2つがあります。この2つが脳の満腹中枢に作用して、アクセルになったりブレーキになったりして、食事の量をコントロールしています。

睡眠不足になると、食欲増進に働くグレリンが過剰に分泌されたり、抑制に働くレプチンの働きが弱まることがわかっています。そこに睡眠不足によるイライラも加わって、**「ストレス食い」**を招く原因にもなります。

また、睡眠不足が続くと、体がだるくなって、体を動かしたり、運動のモチベーションが下がってしまいます。そのため活動量が減って、さらに太りやすくなってしまうのです。

睡眠不足が続いた結果、仕事や家事の合間に、眠気覚ましとしてカフェイン入りのコーヒーやお茶などを何杯も飲む方も多いと思います。しかし、この習慣はおすすめできません。

昼間に運動をせず、食欲に任せて過剰に食べて、カフェインも大量摂取していると、その反動で、夜の睡眠の質がさらに悪くなってしまうという悪循環に陥ってしまうからです。

2～3杯のコーヒーやお茶はそれほど問題にはならないでしょう。ただし、夜の遅い時間や「摂りすぎ」には、気をつけてください。最近はノンカフェインのドリンクも増えているので、不眠に悩んでいる方は検討してもいいかもしれません。

「睡眠時無呼吸症候群」で生活習慣病リスク増大

みなさんは毎日、何時間くらい眠っているでしょうか。5時間以上、眠れていますか？

実は、**睡眠時間が5時間以下になると、7時間以上の人よりも高血圧のリスクが高まる**という研究報告があります。

テレビなどで過労死のニュースを見かけたりすると、ハードな仕事を長年続けてきて、睡眠不足で血管や心臓に負担がかかる生活が当たり前になってしまっていたのでは……と、私としては推測しています。

とくに中高年の方に注意していただきたいのが**「睡眠時無呼吸症候群」**です。

睡眠時無呼吸症候群は、空気の通り道

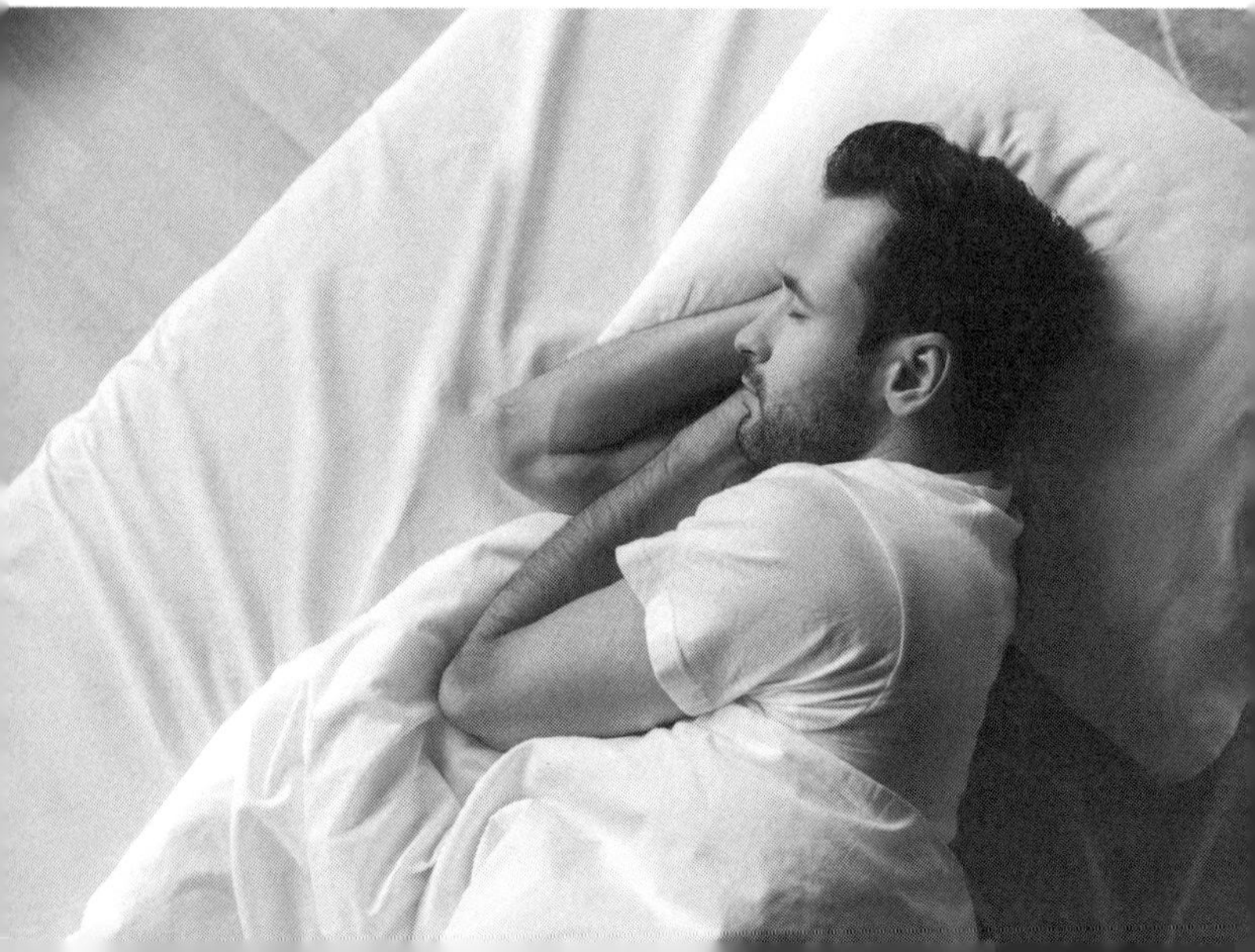

である「上気道」（鼻腔から咽頭《いんとう》・喉頭《こうとう》までの気道）が狭くなることによって、無呼吸状態（10秒以上の呼吸停止）と呼吸の再開を繰り返す病気で、再開時に大きないびきを伴うのが特徴です。

呼吸の再開時には交感神経の緊張が高まり、血圧が急上昇します。また、睡眠中の無呼吸状態によって低酸素状態が繰り返されます。これによって、睡眠は浅くなり質が低下して、交感神経の緊張と血圧上昇は翌日の日中まで続き、高血圧や動脈硬化を引き起こします。

睡眠時無呼吸症候群は、放っておくと心不全に進行する確率が高く、死に至る可能性もある怖い病気です。いびきが大きい、睡眠中に呼吸停止があるなど、気になる症状のある方は、放置せずに、循環器内科や呼吸器内科、耳鼻咽喉科などの専門医に相談してください。家族の方が気づいてあげることも大切です。

睡眠不足や質の低下によって、血管のダメージ、肥満、生活習慣病、心臓への負担、脳の老化……と、数々のリスクが高まり、連鎖していきます。

逆に、良質な睡眠は、血管の若さを維持して動脈硬化や高血圧、糖尿病のリスクを減らすほか、心身の疲労回復や脳のパフォーマンスアップをもたらすなど、さまざまなメリットがあります。睡眠がいかに大切かがわかります。

「呼吸力」の衰えで血圧上昇・免疫低下

血管は血液にのせて全身の細胞に栄養と酸素を届けています。栄養は食事によって、酸素は呼吸によって体内に摂り入れられます。

口と鼻から吸い込まれた酸素は、気管を通って左右の肺に入り、気管支によって肺胞に運ばれます。

肺胞に取り込まれた酸素は、毛細血管から動脈を通して全身の細胞に運ばれ、エネルギーを産生するのに利用されます。このときに二酸化炭素ができるので、今度は静脈が二酸化炭素を回収します。

二酸化炭素をのせた静脈（血液）は心臓を経て肺胞に入り、ここで二酸化炭素を排出して新鮮な酸素を取り込みます。そしてふたたび心臓に戻り、酸素をたっぷり含んだ血液が大動脈から全身に送り出されます。同時に、肺胞に届いた二酸化炭素は、息を吐くことで体外に排出されます。

これが、血液が吸気によって得た酸素を全身に運び、二酸化炭素を回収して、呼気によって体外に排出するメカニズムです。

酸素はすべての臓器や組織が正常に働くために不可欠で、十分な酸素の供給が得られないと、さまざまな病気を引き起こします。そして、十分な酸素を取り入れるために重要なのが「呼吸力」です。

呼吸力の衰えとともに、さまざまな疾患を合併する肺疾患として、**「慢性閉塞性肺疾患（ＣＯＰＤ）」**があります。ＣＯＰＤは、その原因のほとんどが喫煙であることから、生活習慣病と考えられており、近年、中高年以降の年齢層に増加しています。

タバコの煙に含まれる有害物質に長期間暴露されることにより、肺に慢性炎症が生じて呼吸機能が低下します。ＣＯＰＤは、喫煙者のみならず受動喫煙によっても発症することがあるので、禁煙や完全な分煙が予防として大切です。

COPDは、高血圧、虚血性心疾患、慢性心不全などの心疾患や脂質異常症、骨粗《こつそ》鬆症《しょうしょう》、消化性潰瘍《かいよう》、うつ状態など、さまざまな病気を高頻度に合併します。また、新型コロナウイルス感染症の重症化を招く基礎疾患としても注目されました。

ところで最近、**「口呼吸」**の人が増えてきて問題になっています。口呼吸が増えると、口の中が乾燥して、感染症にかかりやすかったり、アレルギーを引き起こす原因にもなります。

〝よく噛《か》んで、よく話し、よく笑って〟、唾液をしっかり出すことも大切です。それにより口の中の乾燥を防ぎ、清潔に保つことができるからです。

また、日本人の5人に4人がかかっているといわれる歯周病は、動脈硬化を誘発することが知られています。糖尿病とも影響し合っていて、糖尿病の人が歯周病になると病状をさらに悪化させ、逆に、歯周病を治療すると糖尿病が改善することもわかっています。

口の周りの筋肉や舌を動かして口腔機能の低下を防ぐことも、「呼吸力」アップのために重要です。その方法は第3章で紹介しましょう。

ストレスが心臓や脳にダメージを与える

現代社会では、ストレスを抱えずに過ごすのは不可能といっても過言ではないかもしれません。そして、ストレスがあるとき、私たちの呼吸は自然と浅く短くなって、「交感神経」が優位に傾きます。ストレスも呼吸力を低下させる大きな要因だということですね。

過度のストレスは、睡眠不足が続くのと同じように、交感神経優位の状態がずっと続くことになり、血管を収縮させ、血圧を上昇させて血管を老化させる大きな要因になります。血圧の上昇によって心拍数が高まり、心臓や脳にも強い負担がかかってしまう点も、睡眠不足と同じです。

反面、深呼吸や腹式呼吸は「副交感神経」を優位にして、交感神経優位の体をリラックスに導きます。「呼吸」は自律神経にとってとても重要なのです。

ストレスを感じてもじっと耐えてしまう方ほど、心身に悪い影響を受けてしまうものです。また、どんなに努力して血管年齢を若返らせても、前を向いて、生き生きとした表情で日々を過ごせなければ意味がありません。

簡単なことではないかもしれませんが、まずは自分のストレスの原因が何なのかを知り、一人で我慢するのではなく、徐々にそれに対処できる方法を身につけていきましょう。

体脂肪は「皮下」「内臓」「異所性」の3種

ここまで、血管にダメージを与える5つの要因、「高血糖」「脂質の偏り」「睡眠不足」「呼吸力の衰え」「ストレス」について見てきました。

ここからは「血管の若返りのために何をすればいいのか」について解説していきますが、その前段階として、体内の脂肪＝「体脂肪」について説明しておきましょう。

食べ過ぎて体内に余ってしまった脂質や糖質は、血液中でエネルギー源として**「白色脂肪細胞」**によって取り込まれ、**「中性脂肪」**として体内に蓄えられます。糖質も合成されて最終的には中性脂肪になります。つまり、「体脂肪」とは、「白色脂肪細胞に蓄えられた中性脂肪」を指しています。

中性脂肪を抱えた白色脂肪細胞は風船のように球体に膨《ふく》らんで、取り込む脂肪の量を増やしていきます。そして、脂肪でいっぱいになると、細胞の数を増やしてさらに脂肪を取り込むこともあります。

中性脂肪は健康診断の検査項目にも含まれていますので、みなさんもなんとなくイメージできているかもしれません（検査項目としては「トリグリセライド」と表示されることもあります）。

通常、健康診断などで対象となる中性脂肪値は、検査には食事をしないで来てください、と言われるように、「絶食後の空腹時に中性脂肪がどのくらいか」を計測するもので、空腹時の採血で中性脂肪値が１５０㎎／dL以上の場合に**「高トリグリセライド血症」**と診断されます。

ところが近年、空腹時の中性脂肪値が正常でも、食後に血液中の中性脂肪が異常に増えたり、その状態が長く続いてなかなか下がらない**「食後高脂血症」**の危険性が指摘されるようになりました。そのため、２０２２年７月、日本動脈硬化学会が５年ぶりに改訂した「動脈硬化性疾患予防ガイドライン２０２２年版」では、脂質異常症の新たな診断基準として、食後（非空腹時、随時）の中性脂肪値が追加されました。これまでの空腹時の基準に加えて、食後（随時）の採血で１７５㎎／dL以上の場合も、「高トリグリセライド血症」と診断されるようになったのです。

中性脂肪と同様に、健康診断項目となっているのが、ＬＤＬ、ＨＤＬ、総コレステロールの３つのコレステロールです。

ＬＤＬコレステロールは「悪玉」、ＨＤＬコレステロールは「善玉」といわれることが多く、２種類のコレステロールがあるように思っている方も多いと思いますが、これらはもともと同じコレステロールです。

少し専門的になりますが、コレステロールは**「リポタンパク質」**という粒子になって血液中に流れ、体の各臓器や末端まで運ばれます。ＬＤＬは、低比重のリポタンパク質「Low Density Lipoprotein」の略で、ＬＤＬによって運ばれるコレステロールを「ＬＤＬコレステロール」といいます。全身に運ばれたＬＤＬコレステロールは、体の細胞や組織に吸収されますが、余分なものは血液中を巡り続けます。そして、このＬＤＬコレステロールが血管壁に瘤《プラーク》を作ることで動脈硬化発症のきっかけとなるため、「悪玉」と呼ばれるようになりました。

前にも紹介したように、動脈硬化に対しても、単純にＬＤＬコレステロールが悪玉というわけではなく、ＬＤＬコレステロールが活性酸素によって酸化した「酸化ＬＤＬ」が、やはり酸化ストレスなどによって傷ついた血管壁に入り込むことで生じる炎症によって、動脈硬化が進むと考えられているのです。

一方で、高比重のリポタンパク質が「High Density Lipoprotein」（ＨＤＬ）で、体内の使われなくなったコレステロールを回収して肝臓に運ぶ役割をしています。これに含まれるコレステロールがHDLコレステロールで、過剰なコレステロールを血管内から回収することができるので、「善玉」と呼ばれているのです。

体脂肪（白色脂肪細胞）は全身に広く分布していますが、蓄積される場所によって、大きく次の3つに分けられます。

①皮下脂肪　皮膚の下につく脂肪

②内臓脂肪　腸間膜（小腸を包み、支えている膜）の周辺につく脂肪。メタボリックシンドローム（メタボ）の基準と考えられている

③異所性脂肪　肝臓や心臓、筋肉などに蓄積される脂肪

さて、ここからはいよいよ本書のテーマである「内臓脂肪」について解説していきましょう。

内臓脂肪の蓄積でメタボが進む

見た目の若返りのために、まず目指すべきは「ぽっこりお腹」の解消です。ダイエットをして「内臓脂肪」を落とすことでしょう。

肥満は、脂肪のつき方によって２つのタイプに分けられます。前ページの①の皮下脂肪の多いタイプが**「皮下脂肪型肥満」**、②の内臓脂肪の多いタイプが**「内臓脂肪型肥満」**と呼ばれます。

一般に女性は皮下脂肪型が多く、男性は内臓脂肪型が多い傾向にあるとされています。しかし女性も更年期前後になると、ホルモンバランスの変化の影響で内臓脂肪型肥満が増えてきます。そして男女とも、「中年になって、若い頃に比べて体重が増えた」という場合、そのほとんどは「内臓脂肪が増えた」と考えていいでしょう。

というのも、40代以降になると若い頃よりも運動量が減り、筋肉量も少なくなって代謝が落ち、内臓脂肪を溜め込みやすくなるからです。そして、こうした加齢にともなう体の変化を無視して、若い頃と同じような食生活を続け、脂肪の蓄積が加速する人が多いのも、また事実です。

食事の問題だけでなく、アルコールにも注意が必要です。アルコールは、体内に吸収されると内臓脂肪の蓄積を促すホルモンを分泌させます。また、肝臓で分解されるときに飲んだ量に比例して中性脂肪がつくられ、これが内臓脂肪に変わります。

自分が内臓脂肪型肥満なのかどうかは、おへその周りを水平にはかってみるとわかります。男性で85センチ以上、女性で90センチ以上が目安です。

特定健診などでは「腹囲」の項目がこれにあたり、さらに「脂質」「血圧」「血糖」の3つの項目のうち2つ以上が基準値から外れると、「メタボリックシンドローム（メタボ）」と診断されます（メタボの診断基準においては脂質異常の基準に変更はありません）。

メタボリックシンドロームは厳密には病気ではありませんが、「動脈硬化」のリス

メタボリックシンドロームの診断基準

内臓脂肪蓄積

ウエスト周囲径

男性：85cm以上　女性：90cm以上

（内臓脂肪面積 男女ともに100cm²以上に相当）

＋

以下3項目のうち2項目以上に該当

脂質異常	高血圧	高血糖
中性脂肪	収縮期（最大）血圧	空腹時血糖値
150mg/dL 以上	130mmHg 以上	110mg/dL 以上
かつ／または	かつ／または	かつ／または
HDLコレステロール	拡張期（最小）血圧	HbA1c6.0%以上
40mg/dL 未満	85mmHg 以上	

↓

メタボリックシンドローム

クを高めることがわかっています。内臓脂肪の蓄積は、見えた目の老化だけでなく、体にとっても危険信号であり、メタボの土台になるということです。

若返りの最短コース＝内臓脂肪を落とす

ところで、「白色脂肪細胞」は体の中で、どんな働きをしていると思いますか？

まず、白色脂肪細胞に溜め込まれた中性脂肪は、必要に応じて**「遊離脂肪酸」**と**「グリセロール」**に分解されて、体を維持するためのエネルギーとして利用されます。脂肪はとても優秀なエネルギー源なのです。と同時に、脂肪細胞はエネルギーの貯蔵庫として機能しているともいえます。

つまり、白色脂肪細胞は、生命活動のためのエネルギーの貯蔵と供給をコントロールする役割を担っているのです。また、白色脂肪細胞に蓄えられた脂肪は、体温維持のため断熱作用や内臓を正しい位置に保つ機能を持っています。

近年、この白色脂肪細胞が**「アディポ（脂肪）サイトカイン（生理活性物質）」**と呼ばれるさまざまな物質を分泌して、体の働きを調整していることがわかってきました。

アディポサイトカインには、善玉と悪玉がありますが、メタボの人では、大半が高血圧、糖尿病、脂質異常症、動脈硬化などの生活習慣病や乳がん、大腸がんなどの発症を促す「悪玉物質」です。

アディポサイトカインの「善玉物質」代表として知られるのが**「アディポネクチン」**で、炎症を抑えたり、インスリン

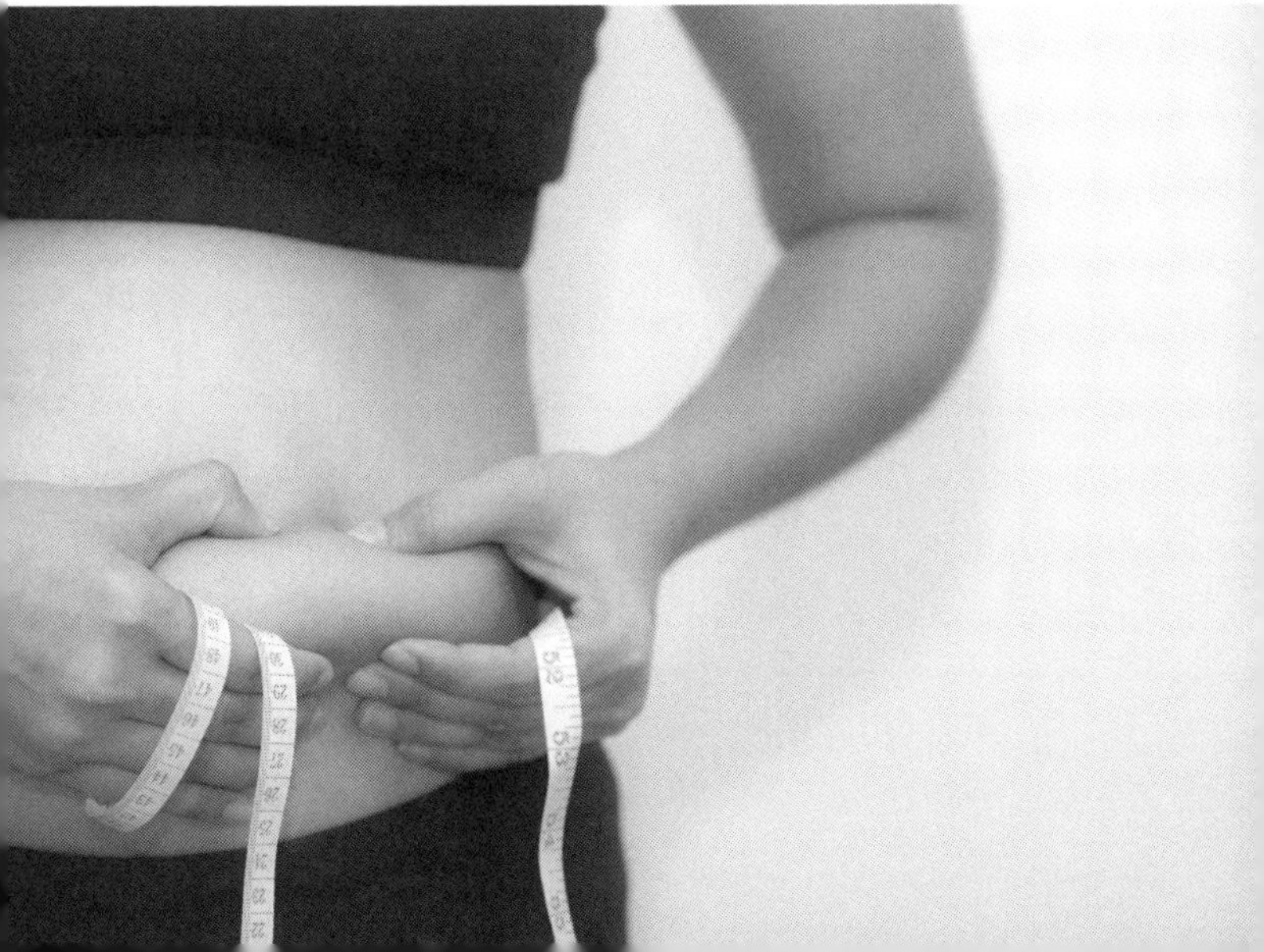

の働きを高めて血糖値を下げたり、動脈硬化を予防する効果も期待できます。また、脂肪を燃焼させる作用もあり、**「やせホルモン」**と呼ばれることもあるようです。

アディポサイトカインは皮下脂肪からも分泌されていますが、その量は内臓脂肪よりも少なく、また、内臓脂肪でのみ分泌される物質もあることがわかっています。

内臓脂肪では、白色脂肪細胞が中性脂肪を溜め込んで徐々に肥大化して球体となって肥満に至ります。すると、アディポネクチンの分泌が低下し、食欲を抑えて肥満を防ぐ「レプチン」という善玉物質の分泌量も減少します。同時に、インスリンの働きを阻害する**「TNF-α」**や**「レジスチン」**などの悪玉物質の分泌が高まって、血糖値が上がりやすくなります。

つまり、**内臓脂肪の増加は、脂肪細胞から分泌される生理活性物質の分泌調整機能に異常を来し、高血糖状態をつくりやすくしてしまう**ということです。これが、血管にダメージを与えることは、ここまでたくさん説明してきたとおりです。

加えて、内臓脂肪そのものががんの発症リスクを高めるとの指摘も出てきました。

内臓脂肪の蓄積は、全身の臓器&外見の老化をまねく

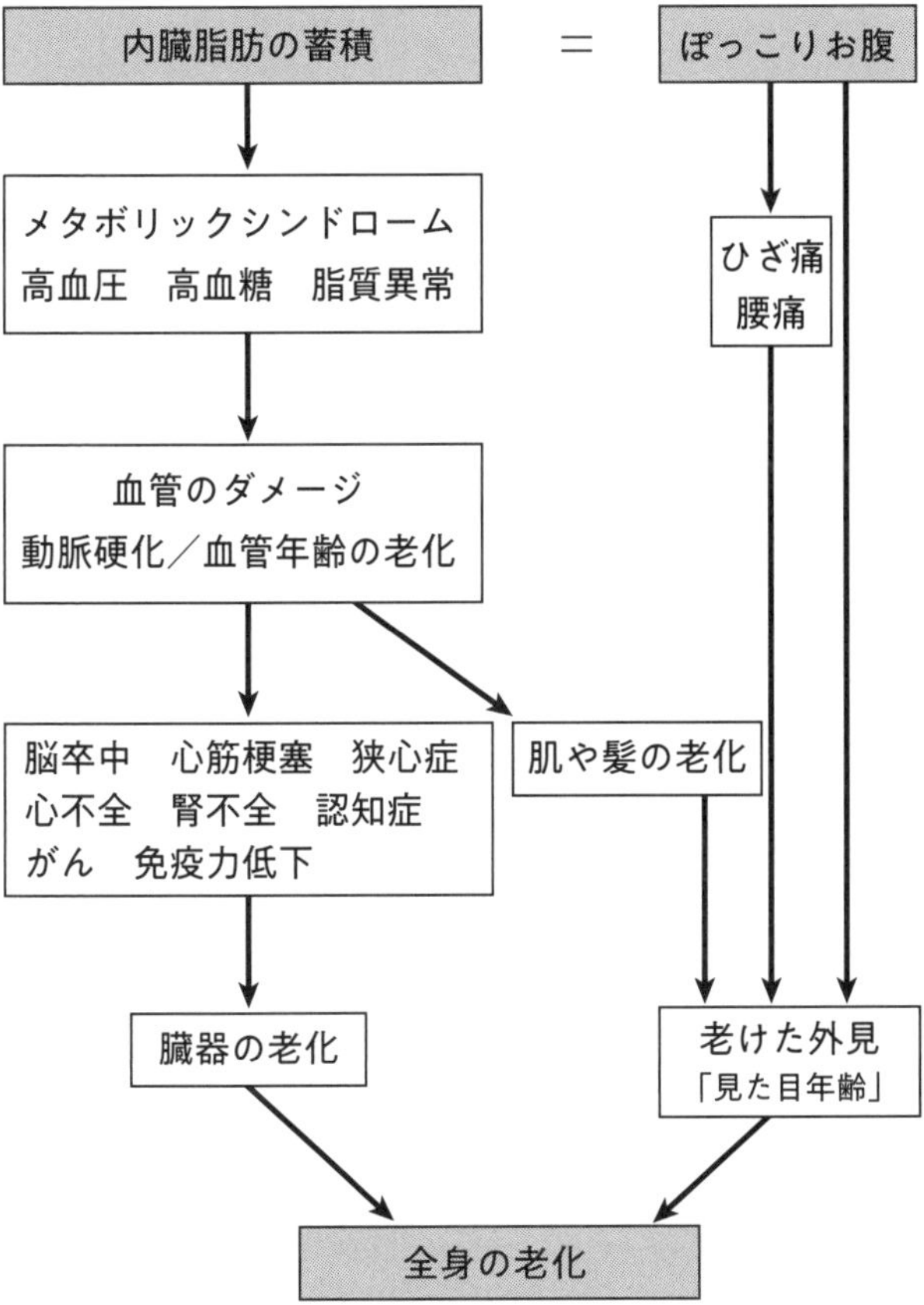

内臓脂肪から放出されるさまざまな炎症物質が、がんの発生や進行に影響していると考えられるのです。

このように内臓脂肪は、ぽっこりお腹で「見た目年齢」をぐんと老けさせるだけでなく、血圧や血糖値を上げて血管にダメージを与えて血管年齢を高め、さらにインスリンの効きを悪くして全身を老化させる悪玉物質を分泌し、病気のリスクを高めているのです（107ページ図参照）。

私が「内臓脂肪を落とすことが、若返りの最短コース」になると述べているのは、「見た目」と「中身」の両面から「若々しさ」を実現できるからなのです。

最後にもうひとつ、「内臓脂肪が寿命を縮める」という調査報告があることもお伝えしておきましょう。

アメリカのメイヨー・クリニックが18歳以上の一般人1万2785人を対象に行った調査によれば（2013年報告）、BMI（肥満度を表す体格指数）が普通体重であっても、内臓脂肪型肥満と判断された人はそうでない人に比べて、死亡リスクが2倍以上高まることがわかったのです。心血管疾患における死亡リスクは２・75倍にもなると報告されています。

心臓や肝臓に迫る「エイリアン脂肪」の恐怖

１００ページで紹介した3種類の「体脂肪」のひとつに**「異所性脂肪」**というものがありました。これがどういう脂肪かご存じでしょうか。

一般にはあまり聞き慣れない名称かもしれません。これは、内臓脂肪や皮下脂肪として収まりきらずに行き場をなくした脂肪が、本来つくはずのない心臓や肝臓などの臓器や骨格筋などの筋肉に蓄積されてしまったものです。

異所性脂肪がまとわりついた臓器や筋肉では、さまざまなトラブルが起こります。

肝臓に蓄積された異所性脂肪が**「脂肪肝」**です。脂肪肝というと、いまだに「お酒の飲みすぎでなる」という印象が強いのですが、最近はアルコールが原因ではない脂肪肝が増えて問題になっています。

脂肪肝が悪化して肝臓に慢性の炎症を引き起こすことを**「NASH（非アルコール性脂肪肝炎）」**といいます。NASHの人は、動脈硬化や心筋梗塞などの発症率がそうでない人に比べて2倍以上高くなるというデータがあるほか、肝硬変、肝臓がんに移行するリスクが、アルコール性の脂肪肝以上に高いとも指摘されています。

また、異所性脂肪が肝臓や骨格筋に蓄積すると、インスリンの効きを悪くして2型糖尿病のリスクを高めるともいわれています。

もうひとつ怖いのが、心臓に付着した異所性脂肪です。知らず知らずのうちに、心臓の血管に悪影響を及ぼして、やがて心筋梗塞などの重大な病気を引き起こします。

心臓に付着した異所性脂肪は、心臓に血液を送る冠動脈などに細い血管を伸ばし、異所性脂肪を異物と見なした白血球の一種であるマクロファージが出す「毒素」を送り込んで血管に炎症を起こして、ひそかに動脈硬化を進めてしまうと考えられています。

異所性脂肪はひっそりと心臓に寄生するかのように付着し、命を奪っていくことから**「エイリアン脂肪」**という異名を持ちます。

内臓脂肪を落とすことで、この恐ろしい「エイリアン脂肪」の魔の手からも逃れることができます。

NOで血管は何歳からでも若返る

内臓脂肪を落とすには、食事の管理だけでなく、運動や体を動かすことが重要であることは、誰もがなんとなく実感しているところでしょう。同様に、血管若返りのためにも、体を動かすことが欠かせません。

血管の若返りに働くのが、血管内の「NO（一酸化窒素）」です。NOは血管の若さを保ち、衰えてきた機能を回復するためのさまざまな働きを担う、**「血管若返り物質」**といえるものです。

NOの具体的な働きは次のとおりです。

・血管を拡張して血液の流れを促進する
・血管をしなやかに保つ
・血圧を下げる
・傷ついた血管を修復する

ここから、NOが血管にとって、いかに重要な役割を果たしているかがおわかりいただけると思います。そして、**「体を動かすこと」こそNO、つまりは「血管若返り物質」の分泌スイッチを押すことにつながる**のです。

体を動かして筋肉が動くと、酸素や栄養がエネルギー源として消費されます。すると、体は不足するエネルギーを筋肉へ送るために心拍数を上げ、より多くの血液を送り出します。このときに、筋肉から「ブラジキニン」という生理活性物質が放出され、その働きによって血管の内側の内皮細胞からＮＯが分泌されます。

内臓脂肪を落として血管のダメージを抑え、体を動かすことでＮＯをしっかりと分泌させることができれば、**血管はいくつになっても、何歳からでも必ず若返ります。**

体を動かすといっても、ハードな運動やトレーニングは必要ありません。

たとえば短時間正座をして、その後立ち上がるときのことを思い描いてみてください。このとき、いったん圧迫された血液の流れは、立ち上がることで再開しますが、その程度の刺激が、ＮＯの分泌を促進するちょうどいい強度といわれます。

また、筋肉を動かすこと自体が、ポンプのような働きをして体内の血流を高めます。動いた筋肉に促されて動脈が広がり、手先・足先の末梢の血液循環が改善され、静脈やリンパへの血流やリンパ液の流れも良くなります。

体を動かすことは、まさに一石二鳥、三鳥にも匹敵する効果が期待できるのです。

「血管若返り物質」を分泌するシステムを、自ら兼ね備えている私たちの体は、本当にすばらしい。それをどう生かすかは私たち次第。大事にしたいものです。

「ときめき」で血管は若返る

もうひとつ、NOの分泌を高め、血管の若返りを助けてくれるものがあります。それは**「心のときめき」**です。

第1章で「見た目」の若返りには心の持ちようが大切、という話をしました。実際に、「ドキドキして心がときめき、その後、ほっと心を落ち着ける」という、この一連の心の動きが、「血管の若返り」にはとても有効です。

ドキドキすると、自律神経の交感神経が優位になって血管が収縮し、ほっとすると副交感神経が優位になって血管が拡張します。

つまり、ドキドキは短時間の正座と同じ刺激、ほっとするのは立ち上がるのと同様の緩みとなって、ＮＯの分泌スイッチが「オン」になるというわけです。

筋肉をつけると健康寿命が延びる

年齢を重ねると筋肉量は徐々に減少していきますが、逆に筋肉量を維持できれば、さまざまなメリットがあります。

適度な筋肉量を維持していると、血管だけでなく、姿勢も保持しやすくなって、見た目の印象がぐっと若返ります。また、筋肉を動かすことで、摂りすぎた糖質や脂質を筋肉がエネルギーとして消費してくれるため、内臓脂肪として溜め込まれることなく、代謝も落ちないので、自然に太りにくい体ができていきます。

「疲れやすくなった」「最近、よくつまずく」「膝や腰が痛い」といった老化現象も、筋肉量が減って体力や運動能力が低下することで引き起こされているケースが少なくありません。首や肩が凝って頭痛が生じたり、胃が圧迫されて胃酸が食道へ逆流して胸やけの原因になることもあります。

ところが筋肉がつくだけで、これらの慢性的な不調も改善されることがあります。

意識して良い姿勢を保つだけでも筋肉は使われるので、緩やかな筋トレにもなります。

筋肉がしっかりつくと、体を動かすことが苦ではなくなるため、自然と早く歩いたり、さっさと階段を上れるようになります。そうすることで筋肉がより鍛えられるという好循環が生まれます。

また、人生100年時代にあって、高齢者にとって大きな課題となるのが、**「サルコペニア」**と**「フレイル」**です。いずれも筋肉の衰えが大きく影響を及ぼします。

サルコペニアは「加齢による筋肉量の減少および筋力の低下」を指し、サルコペニアになると、歩く、立ち上がるなどの日常生活の基本的な動作に影響が生じ、介護が必要になったり、転倒しやすくなったりします。

一方のフレイルは「加齢によって心身が疲れやすく弱った状態」を指し、生活の質の低下や、さまざまな合併症を引き起こす危険性があります。そして、多くの方がフレイルを経て要介護状態へと進むと考えられています。また、サルコペニアはフレイルの原因のひとつとしても位置付けられています。

「はじめに」でも触れた健康寿命を延ばすためにも、筋肉は重要だということです。

年齢とともに減少する筋肉量を維持するためには、ＮＯの分泌量アップと同様に、体を動かすことと、食事でしっかりとたんぱく質を摂ることが大切です。たんぱく質をしっかり摂ることで、私たちは姿勢を保って体を動かすことができますし、見た目も若々しい肌や髪を維持することができるのです。

最近、「たんぱく質×グラムが摂れる」などと謳《うた》った商品が増えているのも、たんぱく質の重要性がより明らかとなってきているからでしょう。しかも、たんぱく質は食べ溜めすることができないので、毎食食べること、とくに朝食で摂ることが大切です。

「内臓脂肪」を落としたい場合も、たんぱく質はしっかりと摂るようにしましょう。

たんぱく質が豊富に含まれる食品というと、肉や魚、卵、牛乳やヨーグルトなどの乳製品、大豆や納豆、豆腐などの大豆製品などが挙げられます。大豆の植物性たんぱく質は、動物性たんぱく質と同様に、良質のたんぱく質として知られています。

肉類については、大量に摂ると同時に脂質の摂取量も増えてしまいがち。摂りすぎに注意することと、動物性に合わせて大豆の植物性のたんぱく質を摂ることで、たんぱく質吸収の持続性が高まるのでおすすめです。大豆の賢い摂り方については、第3章で詳しく説明します。

近年のコロナ禍で、体を動かす機会が減り、運動不足が気になっている方も少なくないはずです。第3章「池谷式・血管若返り術」の実践編では、そんな新しい日常生活の中で、いかに筋肉を維持するか、そのために効果的な食事や体を動かすコツも紹介していきます。

ポイントは、食事も運動も「無理をしない」「我慢しない」。続けることを第一に考えていきましょう。

【第２章まとめ】

▼血管の老化は「見た目」と「命」に直結する。
▼糖質や肉類の摂りすぎ、睡眠不足、呼吸力の衰え、ストレスが血管ダメージの原因に。
▼内臓脂肪は見た目だけでなく、全身を老化させる。
▼若返りのためには、まず内臓脂肪を落とすこと。
▼血管はいつからでも何歳からでも若返る。
▼筋肉がつくと、内臓脂肪が減り、健康寿命も延びる。

第3章

池谷式・血管若返り術

誰でもラクラク・最大のリターンを生むメソッド22

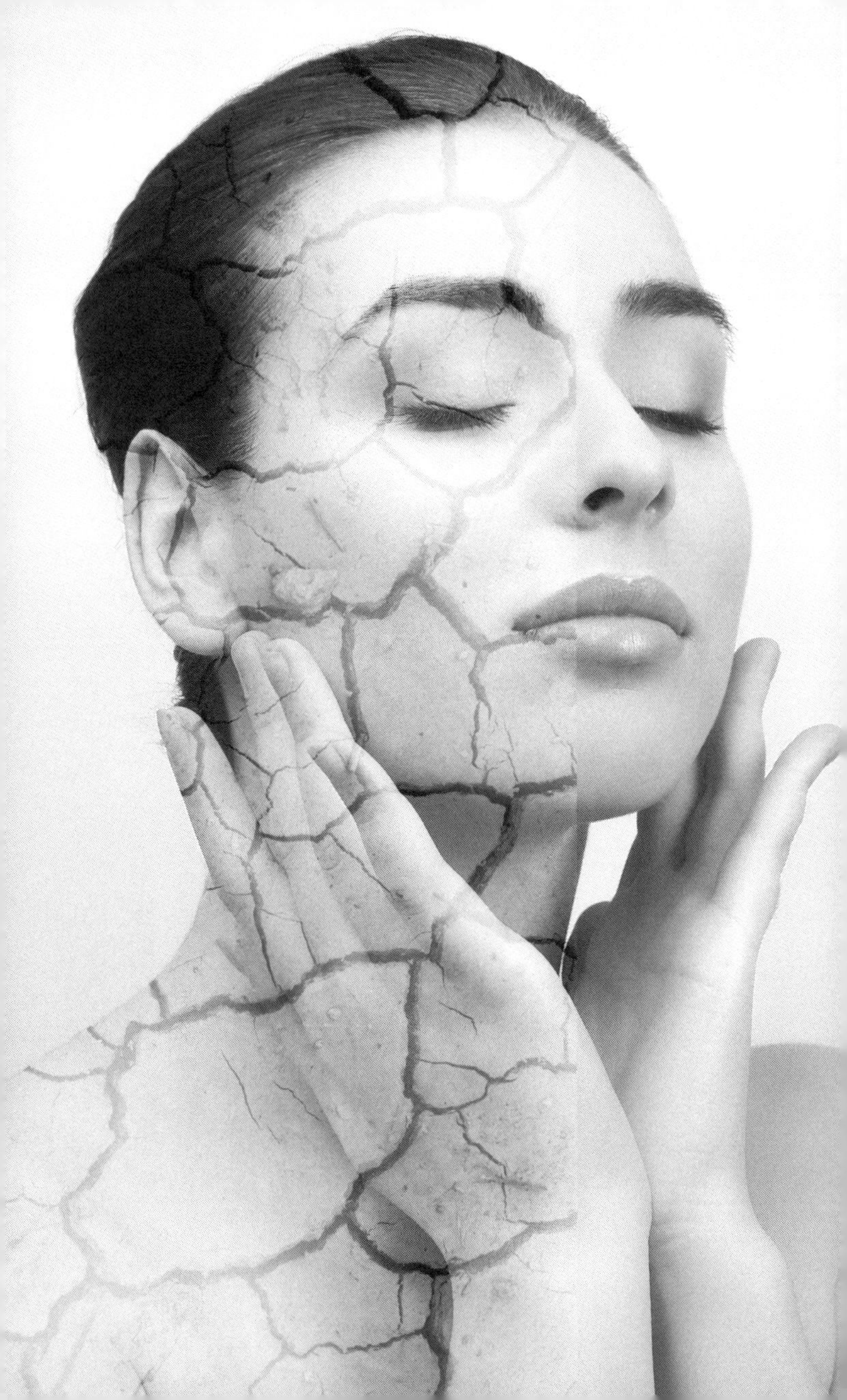

毎日コツコツが「最大のリターン」を生む

第3章では、「池谷式・血管若返り術」について、具体的に紹介していきます。いずれも日常生活の中で、すぐに実践できるものばかりです。

にもかかわらず、やればやるだけ成果が得られ、気持ちが上向きになり、周りからの評価もアップします。もちろん、ジムや健康器具などに大金を費やしたり、つらい思いをしたりする必要はまったくありません。私は、これほどリターンの大きい投資はほかにないと確信しています。

この方法論に触れた今をチャンスととらえて、毎日コツコツ、あきらめないで続けてみてください。

さて、「内臓脂肪を落として、血管年齢を20歳若返らせる」ために、私がたどり着いたこのメソッドには、次の2つの大きな特徴があります。

①厳しい食事制限はしない、食べる量は急激に減らさない
②ハードな運動やトレーニングはしない

かつての私自身もそうでしたが、お腹ぽっこり体形のメタボの人では、糖質、あるいは炭水化物（糖質＋食物繊維）の過剰摂取の傾向が目立ちます。糖質は1グラムあたり4キロカロリーのエネルギー源となり、第2章で詳しく説明したように、摂りすぎれば内臓脂肪となって蓄積されます。

もちろん、糖質よりもカロリーの高い脂質（1グラムあたり9キロカロリー）を摂りすぎても内臓脂肪の蓄積につながりますから、同じようにその摂取量にも注意が必要です。

しかし、糖質ないしは炭水化物、さらに脂質まで制限するとなるとかなりの我慢が必要です。おそらく、ストレスを感じて長くは続けられないでしょう。そこでまず、もっとも簡単で厳しさ半分のダイエット法である、**「池谷式プチ糖質制限&ついで運**

動」を試していただきたいのです。

「歯磨き」のように習慣化すれば、毎日、自然とできるようになります。そんなコツコツ続けるためのメソッドです。

食事は体づくりの基本

食事は、血管の若返りだけでなく、体づくりの基本です。まずは次の2つのルールを頭に入れておくと、より効果を得やすくなると思います。

食事の基本ルール① 無理のない「プチ糖質制限」を実践

近年、「糖質制限」という言葉をいろいろなところで耳にするようになりました。

では、健康のためにどのくらい糖質を制限すればいいのかご存じでしょうか。

適切な糖質量は、個々の体質や活動量によって違ってきますが、大まかな目安として、これまでとくに意識して制限していなかった方は、ごはんやパン、麺類などの**主食を「今の半分に減らす」**ことから始めてみてください。

今までごはん茶碗に１膳食べていたら半膳に、パンを２枚食べていたら１枚にするなどの方法で**「プチ糖質制限」**はクリアです。

１４０ページの「メソッド03」で紹介するように、朝食だけ「主食なし」にして、１日の食事の中でバランスを取る方法も効果的です。

また、主食であるごはんやパンを減らす分、野菜だけでなく、肉や魚、卵、大豆などのたんぱく質をしっかり摂るようにしてください。たんぱく質をしっかり摂って一定の筋肉量を維持することが、血管の強化はもちろん、正しい姿勢や動きやすい体づくりのためにも、とても大切です。

主食や甘いもの以外に、とうもろこし、いも類（じゃがいも・さつまいも・さといも）、れんこん、かぼちゃ、栗、そら豆、小豆、果物（バナナ・メロン・ぶどう・かき）なども糖質が多い食品です。摂りすぎには注意しましょう。

なお、糖質に限らず「たくさん食べてしまった」日は、「おやつをやめる」「晩酌のつまみを控える」ほか、「翌日の糖質を控える」などの方法で、1日単位、1週間単位で食事量を調整し、帳尻を合わせることも習慣化してください。

食事の基本ルール②
「ソイ」「ベジ」ファーストを習慣に

第2章で詳しく説明したように、内臓脂肪の蓄積があると、インスリンの働きが低下して食後の急激な血糖値の上昇が起こりやすくなります。食後の高血糖は、さらなる肥満の原因となり、放置すれば将来、糖尿病の発症リスクも高まります。また、それ自体が血管にダメージを与えてしまうことにもつながります。

血糖値の急上昇を防ぐために有効なのが、**「ソイ（大豆）・ファースト」「ベジ（野菜）・ファースト」**です。

食事をするときは、最初にひとつかみの大豆（蒸し大豆や煮大豆）か小皿ひと盛り分の野菜サラダを食べます。たったこれだけで、食後の血糖値の上昇を抑えることに役立ちます。

とくに「ソイ・ファースト」は、**「セカンドミール効果」**といって、次の食事（朝食に食べた場合は昼食）のあとの血糖値の上昇まで防いでくれたり、満腹感が長時間持続することもわかっています。

また、野菜に豊富に含まれる食物繊維にも、血糖値の上昇を抑える作用があります。とくに水に溶ける**「水溶性食物繊維」**は、糖質の吸収を緩《ゆる》やかにして、食後の血糖値の上昇を抑えてくれます。

朝食、昼食、夕食、いつのタイミングでも、最初に大豆か野菜を食べ、次は肉や魚、卵などのたんぱく質、最後にごはんやパンなどの糖質を食べます。これが、血糖値の変動を緩やかに保つのにもっとも効果的な「食べる順番」です。

大豆はたんぱく質も豊富に含んでいるため、ほかの食品でたんぱく質が摂りにくい場合には、一石二鳥かもしれませんね。

▼One Point!

「お腹がすいた」はダイエットのチャンス

空腹は、「今、脂肪が燃えています」のサインです。

お腹がすいたときこそ「チャンス！」ととらえ、まずは30分、できれば1時間、食べることを控えましょう。

お腹がすいたからといって、すぐに食べ物を口に入れてしまっては、体が脂肪を燃やすタイミングを奪ってしまうことになります。

空腹感がつらいときは、水や白湯《さゆ》を飲んで体を動かすと気が紛《まぎ》れますので、試してみてください。このタイミングで家の片づけや掃除をしてみるのもいいでしょう。

ただし、空腹を我慢しすぎるのはNG。アーモンドやゆで卵などで間食をとってみてはいかがでしょうか。

極端な空腹はマイナス面も多いので注意してください（152ページ参照）。

ついでに体を動かすこと＝「運動」

血管の若返りのために「きつい運動」は必要ありません。でも、運動をまったくしないというのもいけません。運動不足だと筋肉量が減り、血管が硬くなって血流も悪くなり、老化のスピードが速まってしまうからです。

みなさんにぜひ実践していただきたいのは、**〝日常生活の中で体を動かす〟**ことです。「池谷式・血管若返り術」では、ついでに体を動かすことを**「運動（ついで運動）」**と考えます。

運動の基本ルール①　体を動かすのはこまぎれでＯＫ

ひと昔前は「運動は20分以上続けないと脂肪が燃えない」といわれていました。しかし、最近の研究でその説は完全に覆《くつがえ》り、今では「運動は長時間まとめて行っても、短時間ずつ小分けに行っても効果はほぼ同じ」と考えられるようになっています。

移動のついでに階段を上り下りする、掃除のついでに雑巾がけやモップがけをプラスする、トイレのついでにスクワット、近所のコンビニへの往復にウォーキングを取り入れるなど、日常生活のちょっとした隙間時間に、**「ついで運動」**を1分、2分……と積み重ねて、1日合計30分が目標です。

これなら、「できる!」と思いませんか?

なお、ウォーキングは常に同じペースではなく、歩幅を広げてやや速足で歩く「大股早歩き」を数分ごとに挟むなどの工夫をしてみてもいいと思います。

運動の基本ルール② たった5分の「ゾンビ体操」

思い立ったらその場ですぐできる究極の「ついで運動」として、私が提唱しているのが**「ゾンビ体操」**です(133ページ図参照)。その場で足を動かしながら、力を抜いて上半身をブラブラと揺り動かすだけ。その様子がゾンビのようなので、「ゾンビ体操」と名づけました。

この体操の最大の魅力は、どんな運動ぎらいの方でも実践でき、すばらしい効果が得られる点です。お腹を意識しながら行えば、下半身の筋肉をほぼすべて鍛えることができますし、全身の血行も良くなって、肩や首の凝りもほぐれます。

リラックス効果があるため、ストレス解消にももってこい。「究極のエクササイズ」だと自画自賛しています。

「ゾンビ体操」はいつ行ってもよい方法ですが、**おすすめのタイミングは、もっとも血糖値が上昇する食後30分～1時間**です。ここで体を動かすと、食事で摂った糖質はエネルギー源として利用されることになり、吸収が抑えられるので、血糖値の急上昇を防ぐことに役立ちます。

「ゾンビ体操」は、3セット行うだけで約10分のウォーキングに等しい運動量になります。つまり、朝、昼、夜の食後に行えば、1日約30分のウォーキングに匹敵する運動量が得られるのです。

「池谷敏郎 Official Channel」(https://www.youtube.com/watch?v=h9SJl83oVCE)

で動画も公開しています。動画も参考にしながら実践してみてください。下の二次元バーコードからもアクセスできます。

なお、「ある程度時間をとって運動をしたい」という方も、無理して激しい運動をするのではなく、適度な運動を心がけてください。

運動には、ウォーキングやジョギング、水泳などの**「有酸素運動」**と、筋トレなどの**「無酸素運動」**があります。

脂肪燃焼のためには、脂肪を酸素によって燃やす「有酸素運動」が有効です。また、「有酸素運動」には血管を拡張させたり、第2章で紹介した「血管若返り物質」であるNOの分泌を高める働きもあり、おすすめです。

「無酸素運動」は直接的な脂肪燃焼効果はありませんが、有酸素運動と組み合わせることで、筋肉がつき太りにくい体をつくったり、血行・血流を改善するのに効果的です。

食後30分～1時間がベストタイミング

「ゾンビ体操」

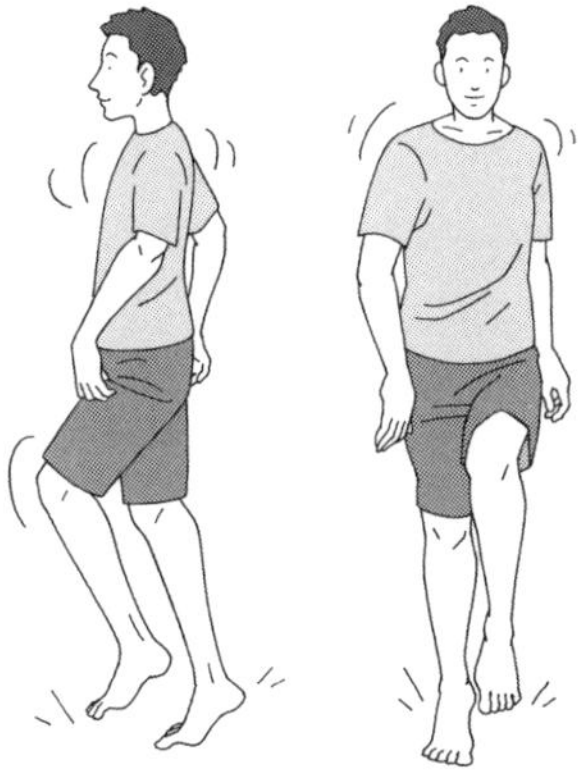

01

姿勢よく立ってお腹だけに力を入れる。下半身はその場で軽くジョギングしながら、上半身はちょっと大げさなくらいに肩を左右交互に前後に動かす。両腕はだらりと脱力して自然に揺れるように。これを約1分間続ける

02

約30秒間、手を自然に振りながらその場でゆっくり足踏みする。01と02を1セットで1回3セット

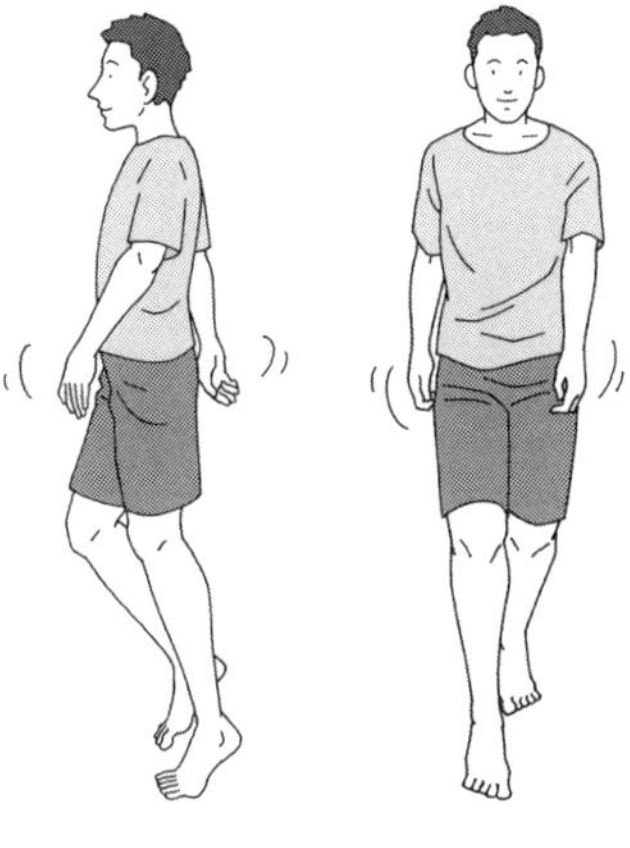

▼One Point!

「見える化」でモチベーションアップ

「ぜんぜん食べていないのに、なんだか太っちゃった……」と思ったことはありませんか。でも、そんな人ほど、意外と食べていることも少なくないようです。

誰でも、自分のことは意外と客観視できていないものです。そこでおすすめしたいのが、食事の記録をつけて「見える化」することです。1日のうちで何をどれくらい食べたのか、口に入れたものをすべて書き出します。これで、自分でも気づかなかった食事のクセや、太る原因などが見えてきます。

食事内容だけでなく、体重や腹囲、移動距離などその日の行動、褒《ほ》められたことなども、ぜひ記録してください。自分の全身の写真を前・横・後ろから定期的に撮って、保存しておくのもいいでしょう。

記録をつけることで気合いが入り、体の変化も一目瞭然。やる気や達成感がより高まります。

【実践】朝・昼・夜の「池谷式・血管若返り術」

次のページからはいよいよ、「池谷式・血管若返り術」の実践編です。
ふだんの生活に取り入れやすいように、朝目覚めてから夜寝るまで、1日の流れに沿って見ていきます。また、「いつ、何をするといいのか」を、私の体験なども合わせながら解説していきます。

自分の日々の生活を振り返りつつ、できることからチャレンジしてみてください。

朝

目覚めすっきりで
血管が一気に若返る

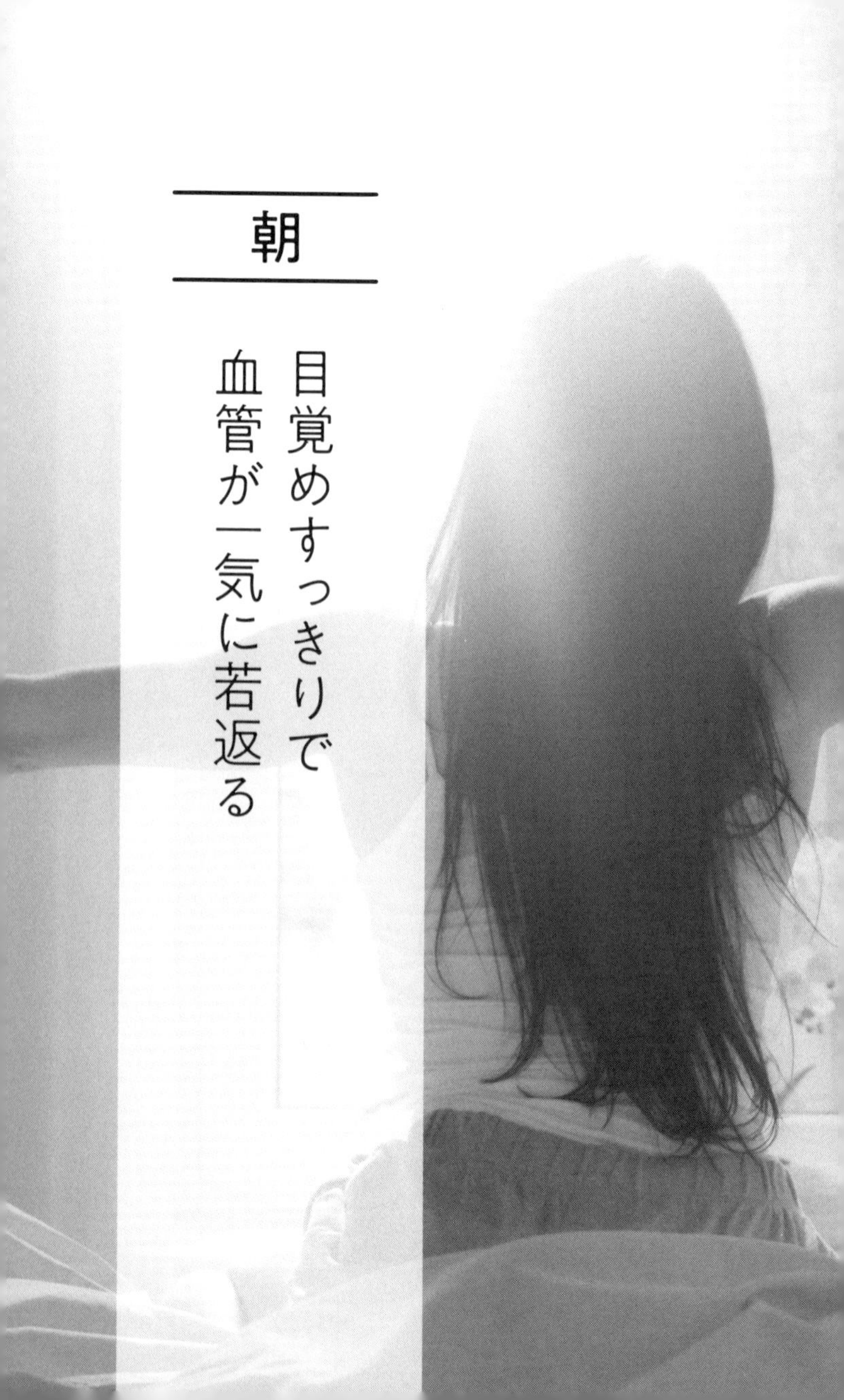

メソッド01 休日も同じ時間に起床し日光を浴びる

人間の体は、朝起きて太陽の光を浴びたときに体内時計がリセットされるようにできています。日中は活発に活動し、夜は休息するというのが私たちの体に備わった生体リズムですが、朝起きる時間を定めずに日によって変えていると、体内時計に乱れが生じ、さまざまな不調の原因になります。

週末や休日も、なるべく平日と同じ時間に起床し、起きたらまずは部屋のカーテンを開けて室内に太陽の光を取り入れる——。

これを毎朝の習慣にしてください。

わざわざ窓を開けたり外に出なくても、日が当たる方向を見るだけでかまいません。天気が悪い日は、蛍光灯の明るい光を浴びるだけでも十分に効果を得られます。

睡眠対策というと夜の行動を意識する人が多いのですが、**質の良い睡眠を得るためには、朝目覚めたときの行動が重要**です。

▼朝のNG習慣

×起きてすぐのジョギング

「健康のため」と、早朝のジョギングを日課にしている方も少なくないと思います。でも、朝というのは、実は運動に適した時間帯ではありません。

人は目覚めたときに血管が収縮し、徐々に血圧が上がっていきます。そのような夕イミングで急に運動をすると、血管に大きな負担がかかってしまいます。

そうでなくても、心筋梗塞や脳卒中の発作は起床後1時間以内、もしくは午前中に起こることが多いのです。

血圧の高い人、高齢の方はとくに、朝の起床後1時間以内の運動は控えたほうがいいでしょう。朝の入浴なども同様にNGです。

メソッド02 毎朝、体重計に乗る

日々自分の体重を把握することは、とても大切です。では、正しい体重を知るには、いつ体重計に乗るのがいいのでしょうか。

体重は、夜にはかると、その日の食事に左右されやすく、水分摂取などで一時的に重くなっていることもあるため、数値にブレが生じがちです。ですから、毎朝、トイレを済ませてから体重計に乗ることを習慣化し、体重を記録していきましょう。

体重管理は、たとえば3キロ太ってしまってから試みるよりも、「ちょっと太った」という時点で調整するほうがはるかにラクです。

朝の体重が昨日より増えていたら、主食や塩分を控える、おやつを抜くなどの方法で、その日のうちに調整するといいでしょう。

最近は、スマホのアプリと連動した体重計なども販売されています。いちど設定するだけで、体重管理がぐっと楽になりますので、検討してもいいかもしれません。

メソッド03 朝食は必ず食べる

朝食を抜くと、血管を老化させることがわかっています。

２０１７年、米国心臓病学会誌上で、「朝食を抜くことはアテローム性動脈硬化症（血管壁にできた瘤《こぶ》によって動脈内が狭くなる疾患、57ページ参照）のリスクを増加させる」と同時に、「朝食を抜く人たちは、高血圧で太りすぎ、または肥満である可能性が高かった」という研究論文が発表されました。

朝食は必須ですが、大人の場合、朝から満腹感を覚えるほど食べる必要はありません。「朝食はしっかり食べる」が当てはまるのは、育ち盛りの子どもだけです。**朝食は、1日のうちでもっともダイエットがしやすい**タイミングです。大人は、ごはんやパンなどの主食を控え、食物繊維やビタミン、ミネラルが摂れる野菜ジュースや、たんぱく質が摂れるヨーグルトなどで、軽く済ませるくらいが適量です。

私は毎朝、特製の「にんじんジュース」と、蒸し大豆（メソッド12で詳しく紹介します）か蒸し黒豆を無糖ヨーグルトにトッピングしたものを朝食にしています。

次ページで、私が飲んでいる「にんじんジュース」のレシピを紹介します。ぜひお試しください。ポイントはアマニ油やエゴマ油をプラスして、オメガ３系脂肪酸を一緒に摂っている点です。好みで、エキストラバージンオリーブオイル（オメガ９系脂肪酸）を用いてもよいでしょう。

先に触れたように、筋肉や血管の元になるたんぱく質は、毎食摂らなければならない栄養素ですが、朝食でたんぱく質を摂るのは意外と難しいのではないでしょうか。その点、蒸し大豆（黒豆）とヨーグルトの組み合わせは、良質のたんぱく質が豊富で、しかも植物性たんぱく質と動物性たんぱく質を同時に摂れるので最強です。

さらに、ヨーグルトなどの乳製品に含まれる乳清たんぱく質（ホエイプロテイン）は、腸壁から**「やせホルモン」**と呼ばれる**「ＧＬＰ－１」**の分泌を促すことがわかっています。ＧＬＰ－１は消化管ホルモン**「インクレチン」**の一種で、膵臓《すいぞう》に作用して、インスリン分泌を促す作用があり、食後の血糖値の上昇を抑えてくれます。

また、ホエイプロテインは、食欲を増進させるホルモンの**「グレリン」**を減らし、満腹感を得やすくする作用もあります。朝のホエイプロテインは、ダイエットの強い味方です。

▼ Column

毎日飲みたい池谷式「にんじんジュース」

【材料】
にんじん……1と1／2本（約250グラム）
りんご……1／2個
レモン……1／2個
オリーブ油またはエゴマ油…ティースプーン1／2杯〜1杯

【つくり方】
材料のすべて（皮ごと）を低速ジューサーに入れて搾る。

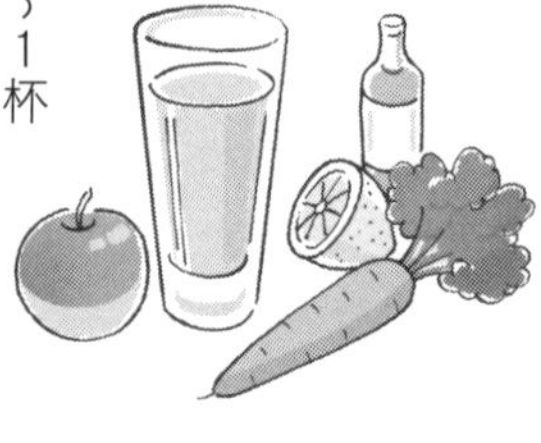

※できあがったジュースに、クルミやアーモンドを加えてもOK。便秘気味の人には、エキストラバージンオリーブオイルを加えるのもおすすめ。

メソッド04
鏡を見ながら「ベロ回し」と「耳下マッサージ」

朝は、誰もが歯を磨くと思います。その際に、ぜひ加えてほしいのが、**「ベロ回し唾液出し体操」**です。

私たちの体には酸素が欠かせません。そしてその酸素を十分に取り入れるために必要なのが**「呼吸力」**です。呼吸力を維持するために、唾液の分泌を促して、口腔機能をしっかりと働かせましょう。口の中の乾燥も防ぐことができます。

「ベロ回し唾液出し体操」は、次のページのイラストのように、〝あ・い・う〟という3つの口の動きを繰り返したのち、舌を回しながら両手で両耳の下をマッサージします。

たったこれだけで、血行改善、自律神経の調整、免疫力の向上、「パロチン」とい

舌筋トレ「ベロ回し体操」

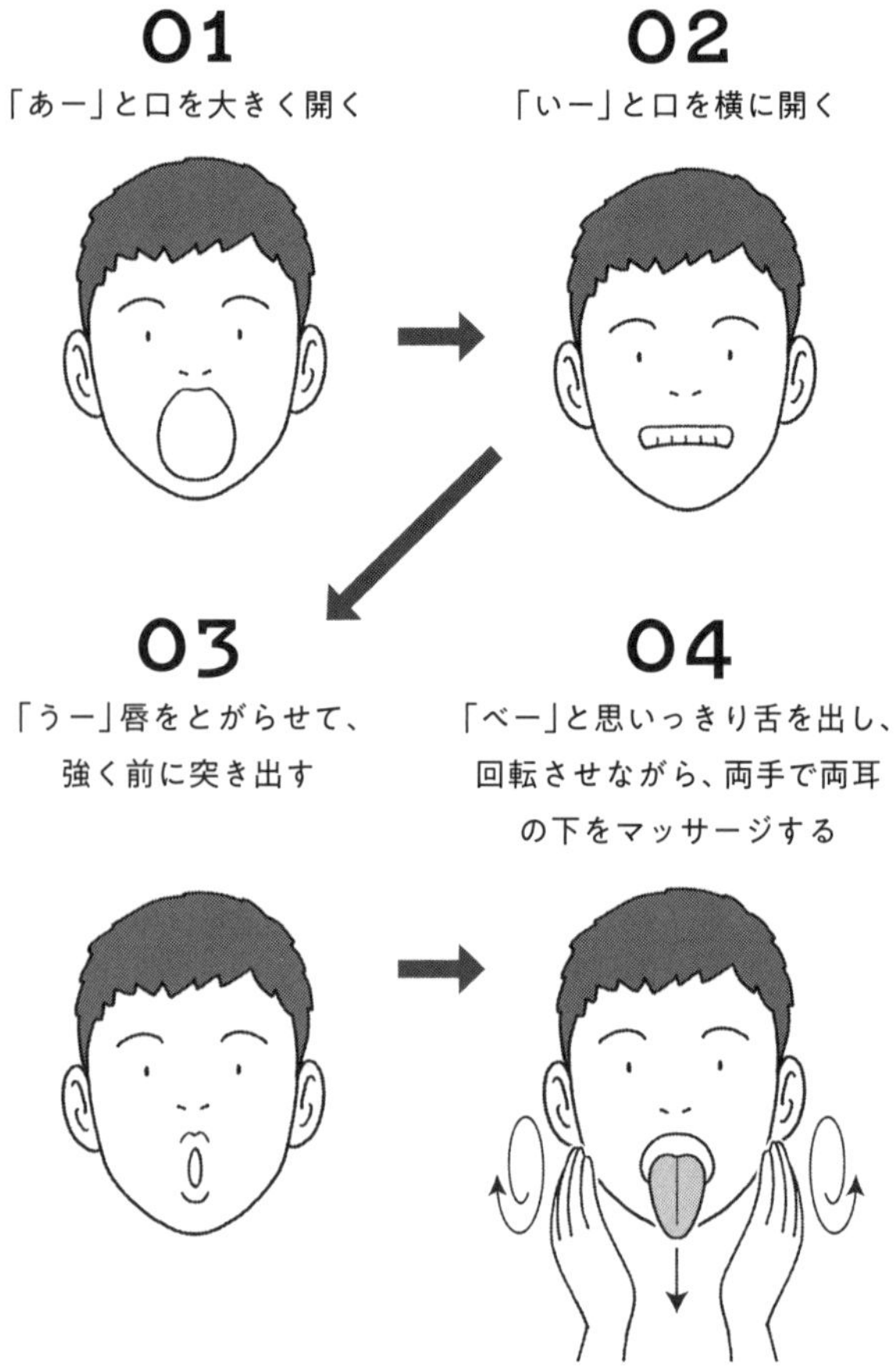
01
「あー」と口を大きく開く
02
「いー」と口を横に開く
03
「うー」唇をとがらせて、
強く前に突き出す
04
「べー」と思いっきり舌を出し、
回転させながら、両手で両耳
の下をマッサージする

う若返るホルモンの分泌促進などに効果があるほか、ストレスの軽減、脳への刺激、そして、顔のたるみ改善も期待できます。

ベロ回し唾液出し体操は、口や首の筋力を鍛えながら唾液の分泌を促します。

①「あ」の口の動き：口の周囲の筋肉と舌の根元の筋肉

②「い」の口の動き：口周りから首にかけての筋肉

③「う」の口の動き：口を閉じる際に使う筋肉

④「べー」と出した舌の動き：回転させることで唾液が分泌

ぜひ習慣にしてください。

昼・日中

こまめに動くと
内臓脂肪が燃える

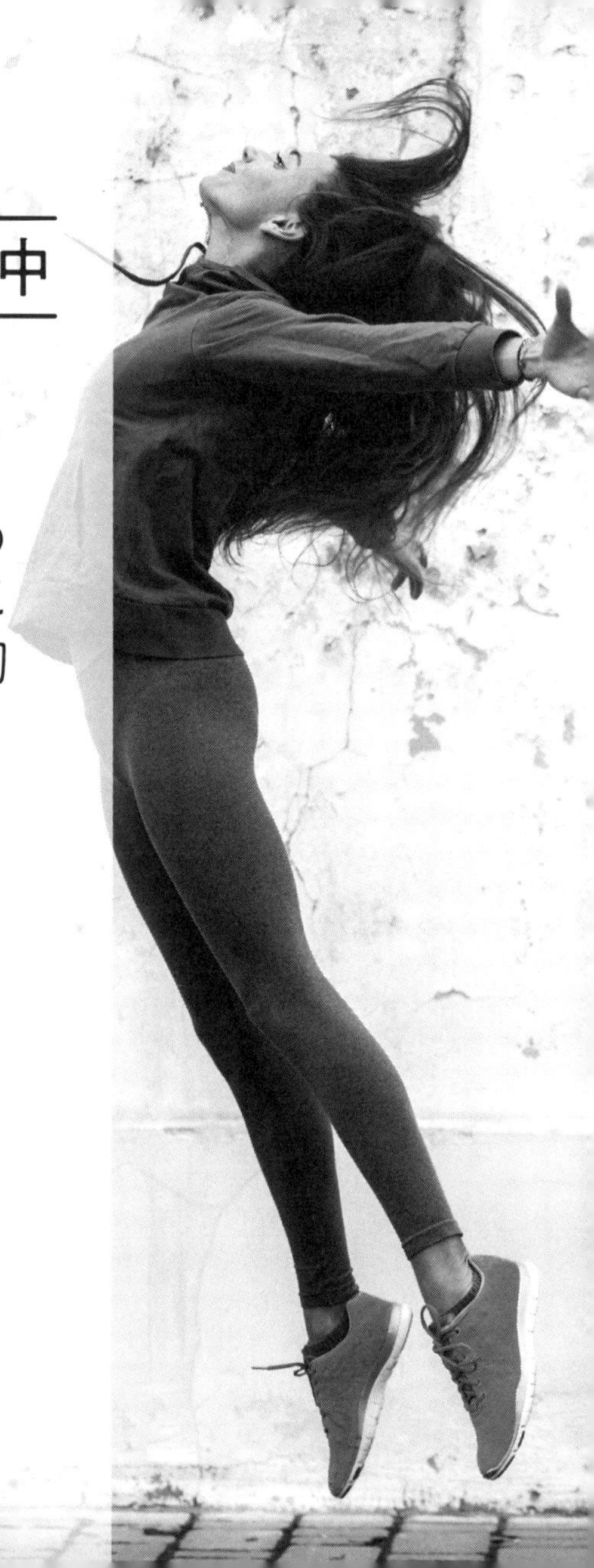

メソッド05 コンビニごはんは野菜・豆類中心に

「コンビニごはんは健康に良くない」というイメージを持っている方は少なくないようです。でも、そんなことはまったくありません。私も昼食は、クリニック近くのコンビニエンスストアをよく利用しています。

気をつけていただきたいのは1点だけ。**購入時に選ぶ順番を間違えない**、ということです。

①野菜や豆類が摂れるもの
②肉・魚・卵などのたんぱく質
③ごはん・パン・麺類といった炭水化物（糖質）

コンビニごはんは、「ソイ・ファースト」「ベジ・ファースト」で、①から③の順で選び、メニューを考えます。あまり体を動かさない日は、③の炭水化物は抜いてもかまいません。

私の定番は、野菜たっぷりで、蒸し鶏やゆで卵などたんぱく質を摂取できる食材が添えられたサラダです。でも、それだけではまだたんぱく質が足りないので、チーズや蒸し大豆をトッピングしています。

寒い時期は、サラダの代わりに具だくさんの野菜スープを選ぶのもおすすめです。その場合も、卵や豆腐などでたんぱく質をプラスするのを忘れないでください。

メソッド06 外食は「レディースセット」サイズに

40歳を過ぎたら、レストランなどで出てくる食事の量は「基本的に多すぎる」という認識を持ちましょう。

食事の適量には性別、体格、年齢、活動量などで個人差があります。しかし、レストランや定食屋などは、いちばん量を多く食べる「若い男性」に照準を合わせていることが多いようです。

デスクワークで、とくに**ハードな運動習慣のない中高年なら、女性に限らず男性でも、食べる量はいわゆる「レディースセット」並みで十分**です。

「レディースセット」の多くは、汁物に主菜、副菜、主食がバランス良くセットされていて、野菜たっぷり、ごはんは軽めになっている点も高く評価できます。

自宅で食事をするときにも、参考にしていただき、食器をひと回り小さくするなどの工夫をしてみてください。

▼ランチのNG習慣

✕丼ものや麺類の単品を5分で食べる

忙しいランチタイムには、ササッと食べられる丼ものやうどん、ラーメンが定番という方も少なくないと思います。でも、これらは「ほとんどが糖質」と覚えておいてください。いっさい食べるな、とまではいいませんが、若返りを目指すなら、食べる頻度を極力減らすことをおすすめします。

どうしても食べたいときは、単品ではなく、付け合わせにサラダや冷ややっこなどの大豆料理を頼んで、まずそちらから食べ始める、店に入る前に豆乳を飲むなど、「ベジ・ファースト」「ソイ・ファースト」を取り入れましょう。

塩分を摂りすぎないように、ラーメンやうどんの汁は残してください。

また、単品メニューはついつい早食いをしてしまいがちです。血糖値の急上昇を招きますので、なるべくゆっくり、時間をかけて食べることを意識しましょう。

メソッド07 「3時のおやつ」をダイエットに活用

「夕食までにお腹が空いてどうしても我慢できない」「このままでは夕食をドカ食い

してしまう危険性が高い」などと感じたら、やむをえません！　極端な空腹を避けるために、「3時のおやつ」を食べましょう。

蒸し大豆（165ページ参照）を加えたレトルトやカップのスープ、ナッツ類などが低糖質でおすすめですが、どうせ食べるのなら、食べたいと思っていたお菓子やフルーツなどにしてみてもいいでしょう。ただし、量を決め、多すぎないように注意しながらですね。おやつも〝腹八分〟が大切です。

実は私も甘党で、「糖質は控えめに」といいつつも、クッキーやチョコレート、羊羹《ようかん》などを食べる日もあります。ただし、午後の外来診療が始まる前の2時半頃にほんの少しつまむ程度です。チョコレートであれば2かけら程度、クッキーも1～2枚でやめています。

そして、「3時のおやつ」を食べたのであれば、夕食の炭水化物（ごはん・麵類・パンなど）は食事の最後に回すだけでなく、おやつの分だけ量を減らして食べることを忘れないでください。これを怠《おこた》ると、ダイエットは達成できません。

どうしても食べたいお菓子などがある場合は、ランチで炭水化物を少し控えることで、「3時のおやつ」の〝糖質枠〟を確保しておくのもいいでしょう。

いずれにしても、128ページの「One Point」でも触れたように、極端な空腹は、結果として食べすぎにつながる可能性が高く、つらいだけです。効率のいいダイエットになるどころか、無理に続ければ、筋肉量を減らして代謝の悪い体をつくるリスクすらあるのです。

メソッド08 ランチ・おやつに豆乳か緑茶を

ランチやおやつタイムの飲み物として、おすすめしたいのが豆乳です。

メソッド12でスーパーフードとしての蒸し大豆について紹介しますが、豆乳は大豆を絞《しぼ》ってできる飲み物です。豆乳には食物繊維はほとんど含まれていないものの、「大豆たんぱく質」はしっかりと含まれ、それによって食後の血糖値の急上昇を抑えてくれます。

市販されている豆乳にはいくつか種類がありますが、ダイエットのためには、糖分などが加えられていない「無調整豆乳」を選ぶとよいでしょう。

「豆乳は独特のにおいが苦手」という方、「和食にはちょっと……」という方には、緑茶がおすすめです。

緑茶の茶葉には**「茶カテキン」**というポリフェノールの一種が含まれます。茶カテキンを継続的に摂取することで、内臓脂肪を減らすことができます。

目安となる摂取量は、毎日茶カテキン５４０ミリグラムで、１日当たり約１００キロカロリー、ジョギング約10分に相当するエネルギーを消費できるといわれています。

茶葉からカテキンを摂りたい場合は、煎茶を選びます。茶カテキン５４０ミリグラムは急須で入れた緑茶として、湯飲み茶わんで約５杯分の茶カテキン量に相当します。１回では到底飲めない量なので、何回かに分けて摂るのがいいようです。

最近はペットボトルの緑茶で、茶カテキン含有量５４０ミリグラムなどと明記している商品もあるようです。それらを活用するのもいいでしょう。

ただし、緑茶にはカフェインが含まれます。睡眠に影響が出る場合もありますので、夜遅くの摂取は気をつけたほうがいいかもしれません。

メソッド09 仕事や作業の合間に「ゆる体操」

近年は、テレワークの導入などで、体を動かす時間や歩く時間が思いのほか減ってしまったという方も多いのではないでしょうか。でも、**1日の中でちょこちょこと体を動かしていれば、体は必ず若返っていきます。**

そこで、仕事や作業の合間、休憩時間などに、ついでにできる「ゆる体操」をいくつか紹介します。133ページの「ゾンビ体操」とともに、ぜひ実践してみてください。

仕事や作業に夢中になって体を動かすのを忘れてしまいそうという方は、スマートフォンのタイマーを2時間おきにセットしたり、トイレに「スロースクワット」と書いたメモを貼っておいたりすると、続けやすいと思います。

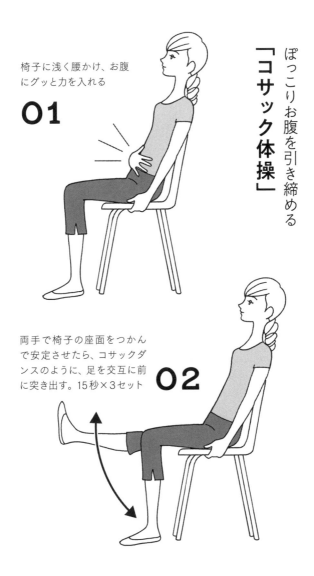

ぽっこりお腹を引き締める
「コサック体操」

01

椅子に浅く腰かけ、お腹にグッと力を入れる

02

両手で椅子の座面をつかんで安定させたら、コサックダンスのように、足を交互に前に突き出す。15秒×3セット

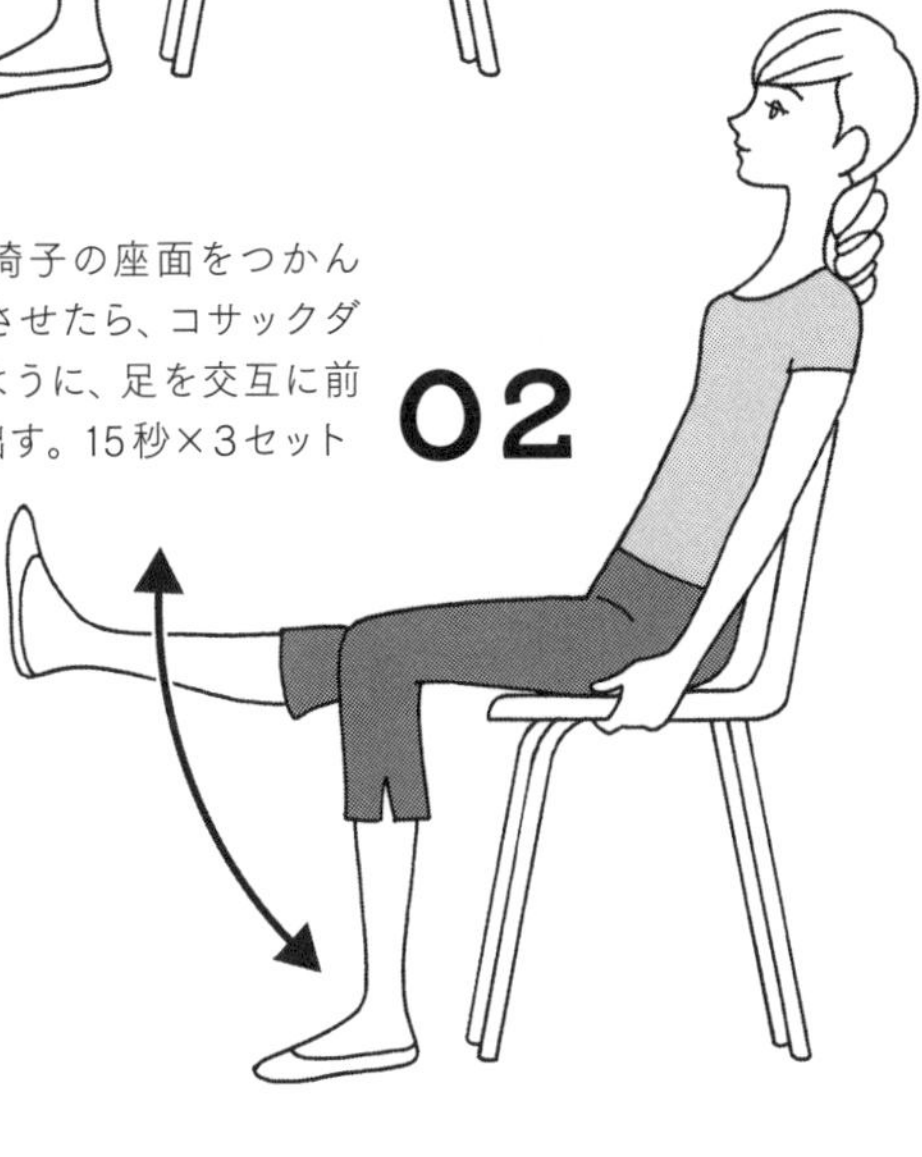

下半身の筋肉をしっかり使う。
トイレで座るときにも

「スロースクワット」

座るときに、お尻を後ろに突き出しながら5秒かけてゆっくりひざを曲げる。立つときも5秒かけてゆっくり立ち上がる

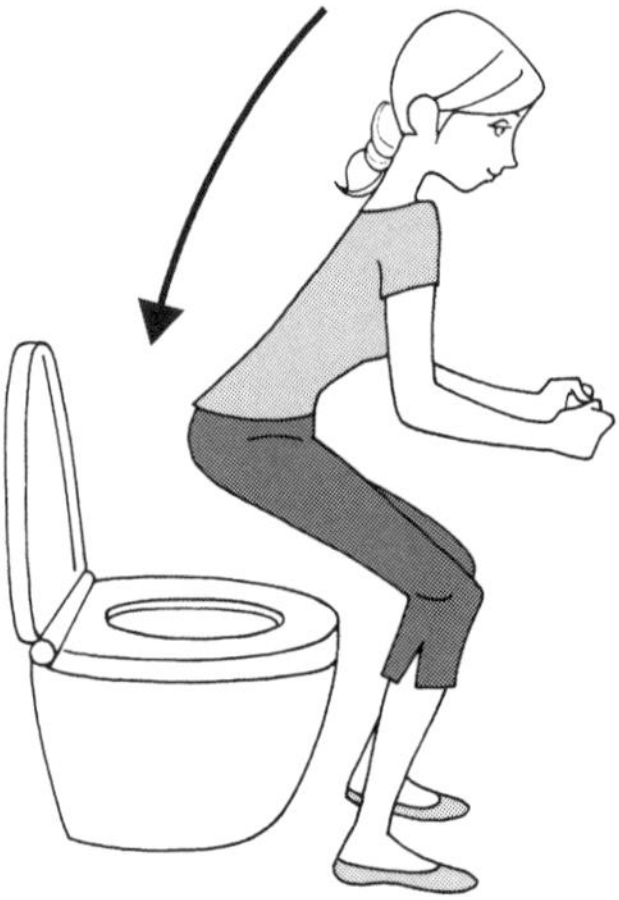

リラックス効果、
バストアップ効果も

「座って胸トレ体操」

椅子に座り、両手のひらを胸の前で合わせてひじを張る。10秒間、全力で手のひらを押し合い、一気に脱力。2～3セット

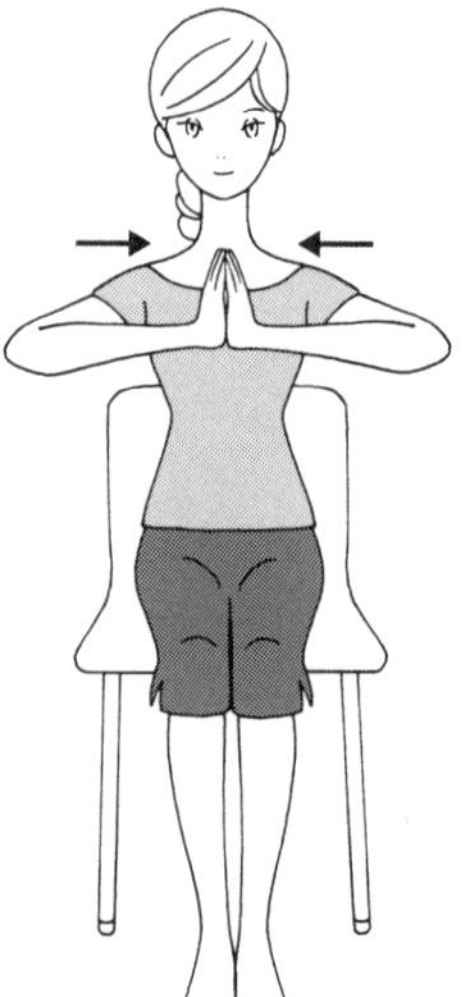

体を動かす時間は、10秒でも20秒でもかまいません。〝チャンスがあれば体を動かす〟ことを習慣にしましょう。

ただし、いずれの体操も、体に不調を感じたら無理をせずにペースを落としたり、回数を減らしたりしてください。

「池谷敏郎 Official Channel」(https://www.youtube.com/watch?v=daOlcYUzCFM)の動画も、ぜひ参考にしてください。下の二次元バーコードからもアクセスできます。

▼デスクワークのNG習慣

✕椅子の背に全体重をかけて座る

人間の頭の重さは、成人で約5キロといわれています。

これは、ボウリングの球と同じぐらいの重量です。

イラストを見てください。

右のイラストのように椅子の背にもたれて座ると、その

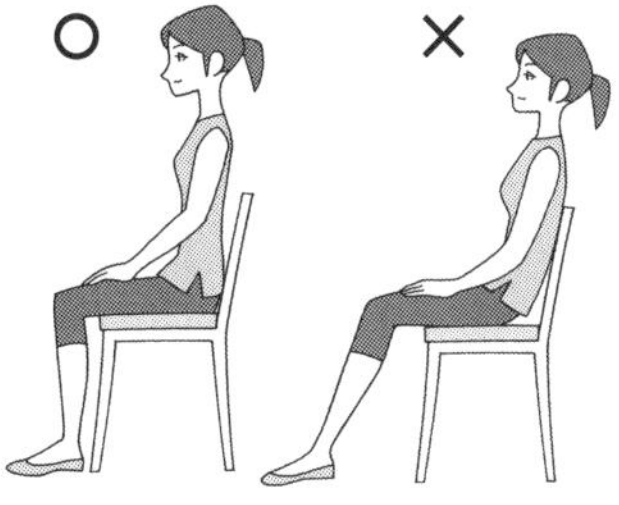

頭の重さを首と肩だけで支える姿勢になるため、首や肩に負担がかかります。対して、左のイラストのように背筋を伸ばして、頭をまっすぐに支える姿勢で座ると、肩と背中全体で頭の重みを支えることができるため、体に無理がかかりません。

椅子に座るときは、「背もたれはないもの」と思って、背もたれに寄りかからずに座りましょう。

背筋を伸ばして正しく座ることで、インナーマッスル（体幹）も鍛えられます。デスクワークの時間が長い方はとくに、仕事中の姿勢を意識するだけで、1日の運動量にかなりの差がつきます。

メソッド10 外出中は「見られている」意識を持つ

全身が映る鏡の前に立ち、体を90度横向きにして自分の姿を映してみてください。

次に、お腹を引っ込めて背筋を伸ばし、腹筋に力を入れ、背中の中心に縦じわをつくるようなイメージで肩甲骨を寄せてみましょう。

こうすると、下を向いていた頭が自然に上を向いてくるのがわかるはずです。

このとき鏡に映っているのは、あなたの20年前のシルエットです。その姿を忘れずに、歩くときはこの姿勢を保って、腕を前後に振って大股で歩いてみてください。

外出中は、街中の鏡やショーウィンドウなどに映る自分の姿をチェックして、シルエットが保てているか確認することを習慣にするとよいでしょう。

周囲の人が20歳若返った自分に注目している――という意識を持つと、自然にお腹がへこみ、背筋もしゃんと伸びてきます。

背筋を伸ばした姿勢を意識すると、たったそれだけで背中、お腹、腰回りや下半身などの筋肉が自然と使われて、筋トレにもなります。

▼One Point!

猫背改善で「見た目」マイナス20歳！

近年、猫背の人が増えています。

オンラインでの会議やパソコン作業などで、長時間座り続ける生活、スマートフォンやタブレット型端末の使いすぎ、加齢による「筋力の低下」などが原因と考えられます。

猫背は、みずから「私は年寄りです」といっているようなものです。次のページで紹介する「脱ET体操」で、猫背を改善し、見た目年齢を20歳若返らせましょう。

第1章でも触れましたが、人が猫背で背中を丸めた姿が映画『E．T．』に出てくる宇宙人に似ているので、体操にこの名前を付けました。

イスに座った状態でできるので、仕事の合間やリラックスタイムに、ぜひ取り入れて習慣にしてください。「ゆる体操」と一緒に行うのもおすすめです。続けているうちに背筋が伸びて、見た目年齢も若返ること間違いありません。

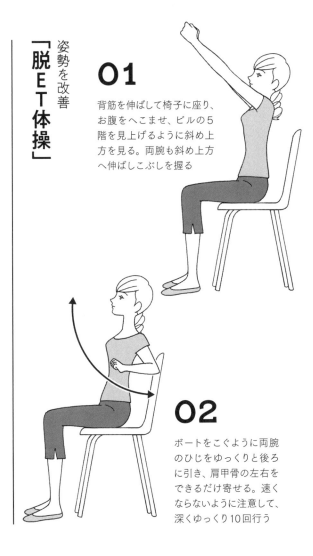

姿勢を改善

「脱ET体操」

01

背筋を伸ばして椅子に座り、お腹をへこませ、ビルの5階を見上げるように斜め上方を見る。両腕も斜め上方へ伸ばしこぶしを握る

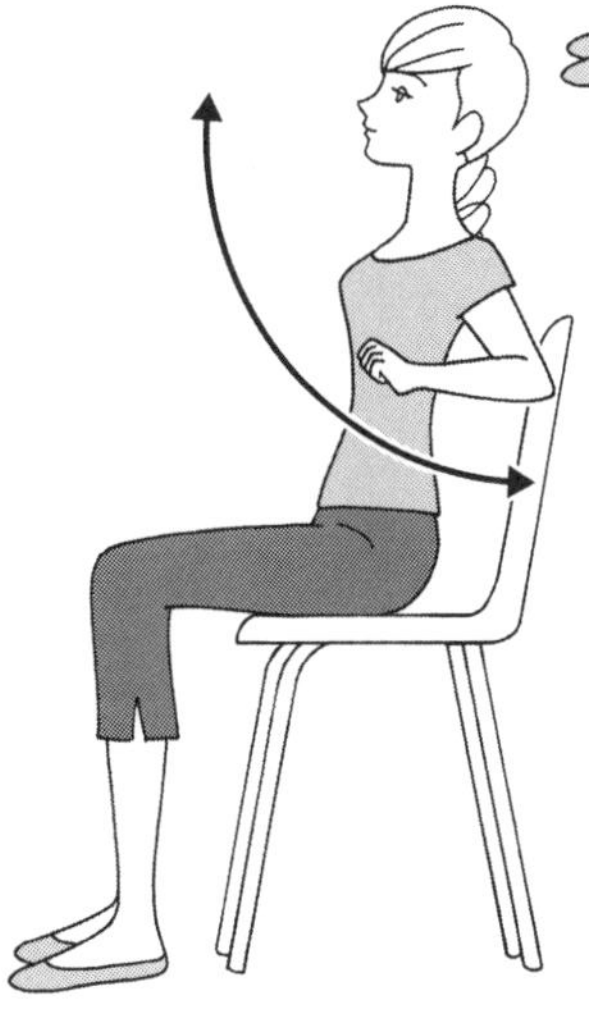

02

ボートをこぐように両腕のひじをゆっくりと後ろに引き、肩甲骨の左右をできるだけ寄せる。速くならないように注意して、深くゆっくり10回行う

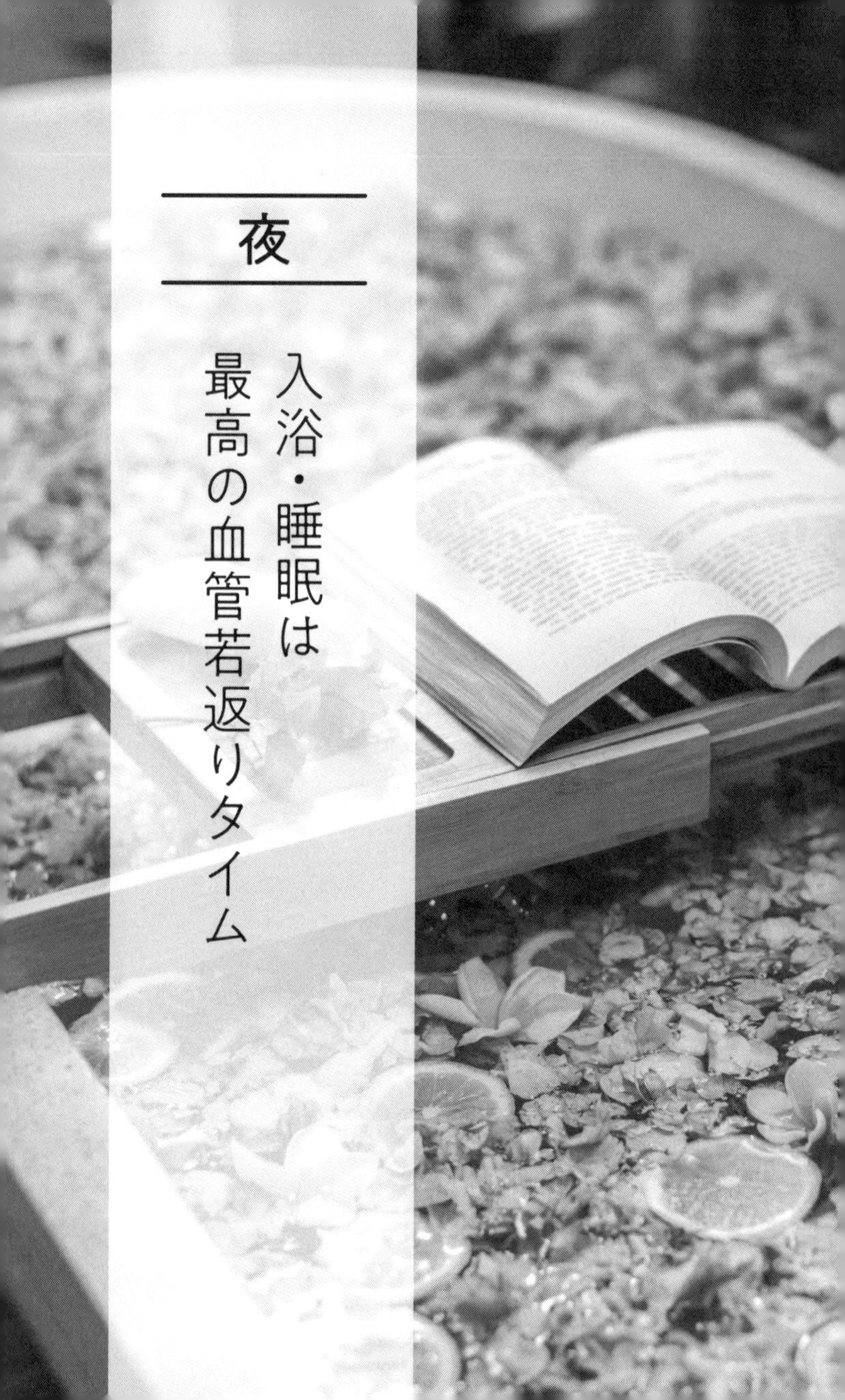

夜

入浴・睡眠は最高の血管若返りタイム

メソッド11　魚ときどき肉、塩分は控えめに

体の炎症を抑え、若返りを図るために、できれば毎日、少なくとも三食のうち1回は、手のひら1枚分を目安に魚を食べてほしいと思います。

とくに**夕食の献立は魚を中心に考えて、「ときどき」肉**というくらいのペースがおすすめです。アレルギーや肌荒れなど、体内の酸化や炎症が進んでいる症状がある場合は、肉は避け、できるだけ魚を増やすのがいいでしょう。

食物繊維やビタミン、ミネラルが摂れますので、野菜をたくさん食べることも心がけてください。さまざまな栄養をバランス良く摂れるよう、旬の野菜を中心に、なるべく複数の野菜を合わせて食べるようにするのがポイントです。

野菜の中で、メニューの中心に考えてほしいのがブロッコリーです。冬から春が旬ですが、四季を問わずスーパーなどに置かれています。我が家ではほぼ毎日のように食卓に上ります。

ブロッコリーは、キャベツやカブ、小松菜などと同じアブラナ科の野菜です。アブラナ科の野菜には、辛味成分のひとつである「イソチオシアネート」の一種、**「スルフォラファン」**が多く含まれています。この成分には抗炎症作用や抗酸化作用があり、がんの予防効果も期待されています。さらに近年では、脂肪燃焼に役立つ「白色脂肪細胞の褐色化」を進める働きを有することも明らかとなりました。とくにブロッコリーの新芽の「ブロッコリースプラウト」にはスルフォラファンが高濃度で含まれていますので、サラダやスープのトッピングなどにぜひ活用してください。

ブロッコリーはスルフォラファン以外のビタミンCやE、K、葉酸、カリウムやマグネシウムなどのミネラルも豊富です。これらの栄養を逃さないためには、ゆでるよりも、電子レンジで加熱するか、蒸し料理が適しています。

また、塩分の過剰摂取は高血圧を招き、血管に負担がかかります。日本高血圧学会は、日本人の食塩摂取量の推奨値を「1日6グラム未満」としていますが、現実には難しいので、**「1日8グラム以下」**を目指すといいでしょう。

もちろん、我慢してばかりでは続きません。食べすぎてしまったら、次からの食事量で調整すればいいのです。あまり神経質にならず、おいしく、楽しい時間を過ごしてください。

メソッド12　「3大スーパーフード」を常備

内臓脂肪を落とし、血管の若返りを強力にサポートしてくれる「おすすめ食材」があります。健康効果がスーパーなだけでなく、コンビニやスーパーマーケットなどで手軽に手に入り、日持ちもして、便利に食べられるものを３つ選んでみました。ぜひ自宅に常備して、毎日の食事に積極的に取り入れてください。

❶【蒸し大豆】サラダやヨーグルトにそのままトッピング

「大豆」は良質なたんぱく源で、血糖値の上昇を抑えてくれるだけでなく、食物繊維やビタミン、ミネラルも豊富です。動脈硬化には、カルシウム不足によって発症するタイプがあり、その予防のために、大豆は貴重なカルシウム供給源となるものです。

大豆は日本の伝統食ですが、これまで乾燥大豆として販売されていることが多かったため、「戻すのが面倒だから」と、避けていた方も多いと思います。

しかし近年は、コンビニやスーパーでも、開封してそのままサラダやヨーグルト、スープなどにトッピングできる**「蒸し大豆」**が手に入るようになりました。

また、「豆腐やおから、「豆乳などの大豆製品も、使いやすくてアレンジの利く商品がたくさん出てきています。

最近注目が高まっている大豆ミートは、さまざまなタイプの商品が登場していて、肉のような食感を楽しめます。

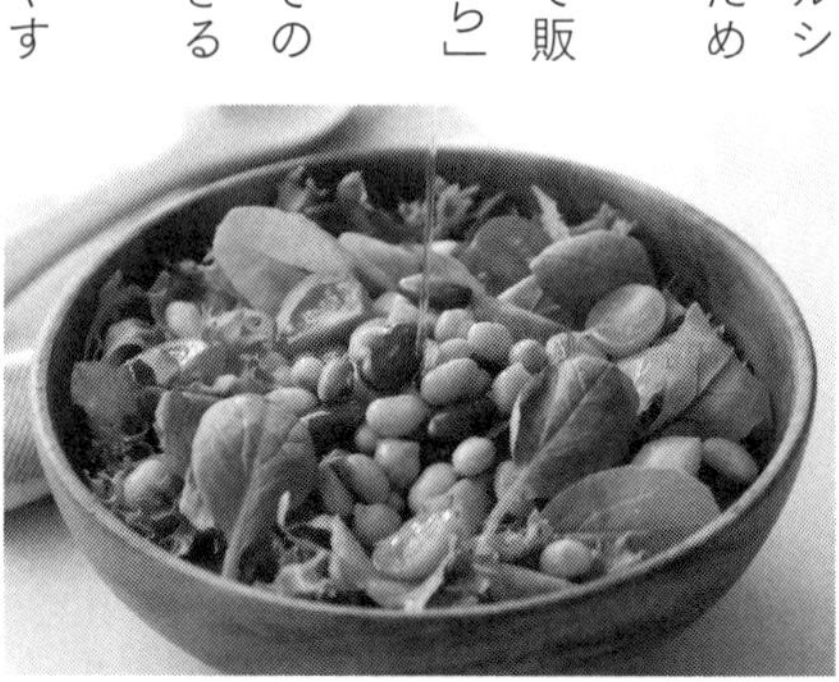

❷【サバ缶】便利かつ「摂りたい脂肪酸」たっぷり

「魚を積極的に食べたい」と考えていたとしても、自宅で食べようとすると、調理が手間とか、後片付けが面倒などの問題があって、毎食のように摂るのはたいへんです。

そこで活用したいのが、味がついていない**「サバの水煮缶」**です。いろいろな料理に使えますし、汁ごと食べることでEPAとDHAを効率良く摂取でき、たんぱく質も豊富です。

最近はイワシ缶もよく目にするようになりました。イワシ缶はサバ缶よりもたんぱく質の量は少ないのですが、EPAをしっかり摂ることができるので、とくに血管の老化が気になる方におすすめです。

❸【もち麦】腹持ちがよく、「ごはん派」の必需品

どうしても「ごはんがやめられない」という人の強い味方になるのが**「もち麦」**で

す。

もち麦は大麦の一種で、ビタミンやミネラル、たんぱく質などがバランス良く含まれています。食物繊維は白米の25倍、それでいてカロリーは2分の1程度しかありません。プチプチ、もちもちした食感で、腹持ちもとてもよいです。

主食としてだけでなく、サラダやスープのトッピングとしても便利です。自分でゆでてもいいのですが、蒸し大豆と同様に、そのまま食べられるタイプや冷凍食品なども販売されています。これらも活用するといいでしょう。

わが家では、どうしても糖質・脂質が多くなりがちなカレーライスは、白米の代わりに「もち麦」と「蒸し大豆」を使っています。食べ応えもあり、味もいいので気に入っています。

また、カレーはスープカレーがおすすめです。小麦粉を多く使わずに作れるので、糖質もカロリーも低く抑えることができるからです。

メソッド13　「お酒」は楽しむ程度に

「ぽっこりお腹はビールのせい」と考える人は少なくないようです。確かに、日本酒やビール、ワインなどの醸造酒と呼ばれるお酒には糖質が含まれていますが、それほど量が多いわけではありません。

アルコールというと、健康への害ばかりが伝えられますが、実は、まったくお酒を飲まない人より適量飲んでいる人のほうが脳梗塞の発症率が低いとか、適量のアルコールが心疾患の発症予防に役立つなど、「適量の飲酒」を容認する研究データがあります。

ただし、飲みすぎを支持する科学的根拠はありません。くれぐれもご注意ください！　糖質量が多くないといっても、たくさん飲めば糖質過多になるのは間違いありません。

大切なのは、「適量を適度に楽しむ」という心がけです。酒量を守り、１週間に１

日は休肝日を設けるなど、お酒と上手に付き合うようにしてください。

日本高血圧学会の「高血圧治療ガイドライン」によると、男性の1日の適量は、ビールで中瓶1本程度、日本酒なら1合程度、焼酎は半合弱、ワインではグラス2杯程度とされています。女性の適量は、それぞれのおよそ半量と考えればいいでしょう。

メソッド14 食べすぎたあとは「なかったこと運動」

130ページの「運動の基本ルール②」で、食後30分～1時間の間に約5分の「ゾンビ体操」をおすすめしました。

私はとくに夕食後の運動を「なかったこと運動」と呼んで、大切にしています。ちょっと食べすぎてしまっても、その分を運動によって消費して、「なかったこと」にできるからです。

そこで、食べすぎた日は、いつもより長めに、10～15分「ゾンビ体操」を続けてみてはいかがでしょうか。

好きな音楽をかけて、リズムに合わせて行ったり、テレビを観ながら行ったりすれば、あっという間です。

▼夕食のNG習慣

×出されたものを残さず食べる

血管の老化を防ぎたいなら、「もったいないから食べる」は御法度です。

毎日の食事で、食卓におかずが残るのがイヤなら、小さめの器を使ったり、一度に盛る量を少なくしてみるのはどうでしょうか。そのうえで、多めに作ってしまったものは、上手に保存して、改めて楽しんでください。

外食先では、注文の際に「ごはんを半分に」「パンは要りません」と伝えて、残さないようにするとスマートです。

私は、レストランでのディナーでは、すべての料理を完食することにしています。

そのために「ディナーは朝から始まっている」と考えて、朝は野菜ジュースのみとし、昼は野菜たっぷりのスープやサラダを中心として、摂取カロリーをひかえるようにしています。一日の摂取カロリーと消費カロリーをトータルで計算すれば、友人や家族とのディナーを安心して楽しむことができるのです。

メソッド15 就寝1～2時間前にお風呂でリラックス

体を温める入浴は、血流を良くして血管を若返らせる効果が期待できます。湯船につかると血管が拡張し、**「血管若返り物質」であるNO（一酸化窒素）**の分泌が促進されます。また、入浴の習慣があると夜間の血圧が低下することもわかっています。

入浴は就寝2時間前が理想とされています。入浴後は、温まった体の表面から熱が徐々に放出されて、深部体温がゆっくり下がっていきます。この過程で自然な眠気が促《うなが》されますが、そのためにかかる時間が2時間程度と考えられています。

また、寝つきがよく、目覚めにくい「良い睡眠」を得るための入浴法に関する数多くの研究を解析した米テキサス大学の研究では、就寝時刻の1～2時間前に約40～42・5℃の入浴をするのがもっとも効果的である、と報告されています。

これまでは、血圧の急上昇を避けるために、もっぱら38～40℃程度のぬるめのお湯につかる入浴法が推奨されてきました。

ところが近年になって、42℃程度の熱めの湯船につかる入浴法が、血管年齢の若返りに有用との報告が発表されました。ただし、血圧が高めの人が42℃以上の湯につかると、血圧の急上昇を招く危険性があります。

そこで、私は、良質な睡眠に役立ち、お腹やせにも血管力アップにも役立つ入浴法として、40～41℃の水温をおすすめしています。入浴時間は10分程度がよいでしょう。入浴にはリックス効果もありますから、1日の終わりをぜひ楽しい時間にしてください。

入浴する時間がなく、シャワーだけで済ませる場合は、シャワーを浴びる前に1・

5〜3分間ほど「ゾンビ体操」を実践すると、ゆっくり湯船につかったときと同じように全身が温まり、深部体温を高めることができます。

▼ 入浴のNG習慣

✕湯船にザブンとつかる

先にかけ湯をすることなく、湯船にザブンと勢いよく入ると、血圧が急激に上昇します。かけ湯をしたとしても、湯船に入るときは、息を吐きながらゆっくりと身を沈め、体を慣らしていきましょう。

その際は「はぁ〜っ」と、声を出すのが正解です。体の緊張がすみやかにほぐれ、血圧の上昇を防ぐ効果がありますので、ぜひやってみてください。

湯船から出るときも、いきなり立ち上がるのは厳禁です。貧血を起こして転倒するなど、思わぬ大けがにつながります。頭を低く保ち、腰と脚を伸ばしきらずに曲げたまま、ゆっくり出るようにしてください。

メソッド16
「池谷式・快眠体操」で心地よい眠りを

人は、体の深部体温が下がり、逆に手足や顔などの表面の体温が上がったときに深い眠気を感じるようにできています。手足が冷えているとなかなか眠れないのは、そのためです。

入浴を済ませてベッドに入っても、なかなか寝つけないこともあるでしょう。そんなときは、次のページで紹介する「池谷式・快眠体操」を行ってみてください。血流が促進され、体の内側に滞っていた血液が手足に流れ出し、深部体温がスーッと下がります。

寝る前に2〜3回繰り返すことで、自然と心地よい眠気が訪れます。

自然と心地よい眠気が訪れる「池谷式・快眠体操」

01

寝具の上で両足を抱えて体育座りをして、20秒間、脚をギューッと抱え込む

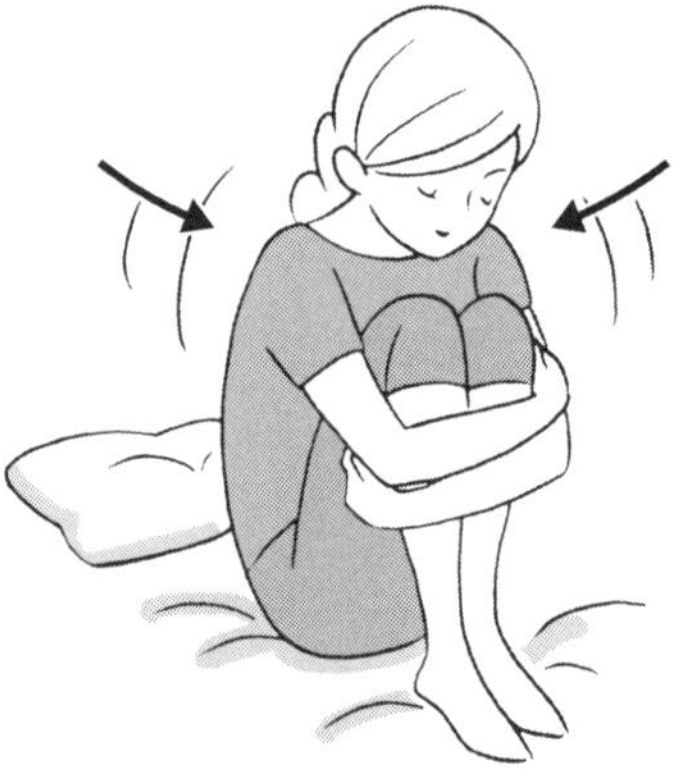

02

手足を一気に広げて大の字になる。全身の力を抜いてリラックス

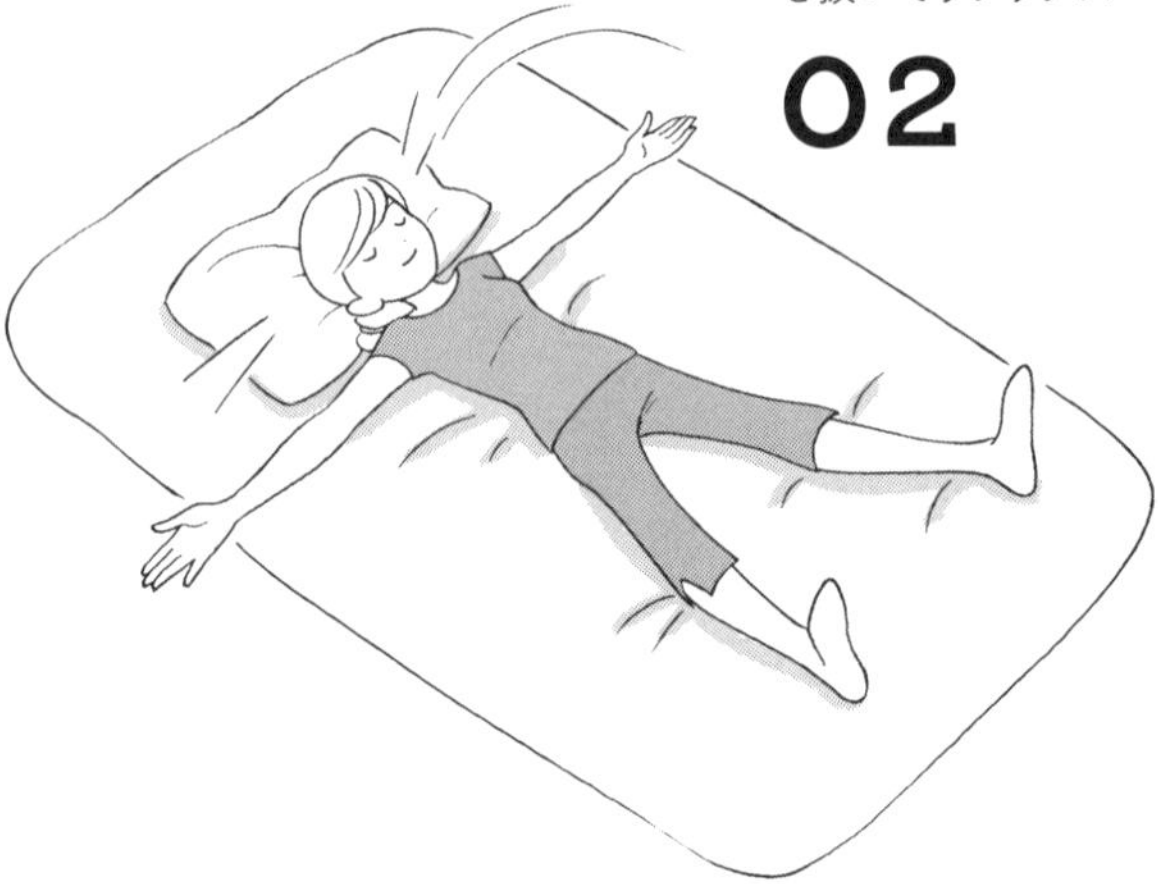

▼就寝前のNG習慣

×寝る直前の水分補給

熱中症や血液のドロドロを避けるために、寝る前にコップ１杯の水を飲むという人がいます。しかし、夜中トイレに行きたくなって、目を覚ましてしまうことも多いようです。

寝る直前に水分を摂ると、尿意で睡眠が妨《さまた》げられるだけでなく、トイレに行く途中に寝ぼけて転倒してしまう、寒い冬には温度差で血圧が急に上昇して倒れてしまうなどのリスクも生じやすくなります。

就寝中に汗をかいて水分が失われるのは事実ですが、体に害が出るほどの脱水には至らないので、心配しなくて大丈夫です。もちろん、のどが渇いていたら飲んでもかまいませんが、渇きをいやす程度の量に止《とど》めましょう。

水分補給は、朝起きたときにするのが正解です。

メソッド17 睡眠時間を確保して予定を決める

若々しさを維持するためには、できれば**睡眠時間は7時間を確保**しましょう。忙しくなると、まずは睡眠時間を削ってほかの活動のための時間を確保する人が少なくありません。けれど医師としては、忙しいときほど睡眠時間を最優先にすることをおすすめします。

翌日のスケジュールを考えるときには、先に何時から何時まで眠るのかを決め、それ以外の時間に仕事や趣味などの予定を入れていくようにします。これで睡眠時間がしっかり確保できます。どうしても**夜間に十分な睡眠が取れないときは、昼間に10〜15分の仮眠を取る**といいでしょう。

ところで、中高年になると「長い時間眠れない」「眠りが浅い」と訴える方が多くなります。睡眠時間は加齢により変化していくものです。健康な方でも、若い頃に比べて睡眠時間が短い、一晩に1〜2回は目が覚める、早朝に覚醒するといったケースが自然と増えてきます。

「睡眠時間は7時間を確保」と書きましたが、7時間眠れないからといって、心配しすぎないようにしてください。深い眠りと浅い眠りは周期的に繰り返すものです。本人が「一睡もしていない」と思っても、実は寝室でガーガーいびきをかいて寝ているなんてことも少なくありません。

また、必要な睡眠時間は人によって異なります。たとえ5〜6時間しか眠れなくても、睡眠中に何度か目が覚めてしまっても、次の日に元気であれば問題ありません。

ただし、昼間に眠気やだるさがあるようでしたら、やや注意が必要です。睡眠不足、睡眠の質の低下を疑い、〈メソッド01／体内時計リセット〉〈メソッド15／入浴法〉〈メソッド16／快眠体操〉などの対策を取ることをおすすめします。

それでも改善傾向がなければ、「睡眠時無呼吸症候群」を疑って、専門外来を受診してください（89ページ参照）。

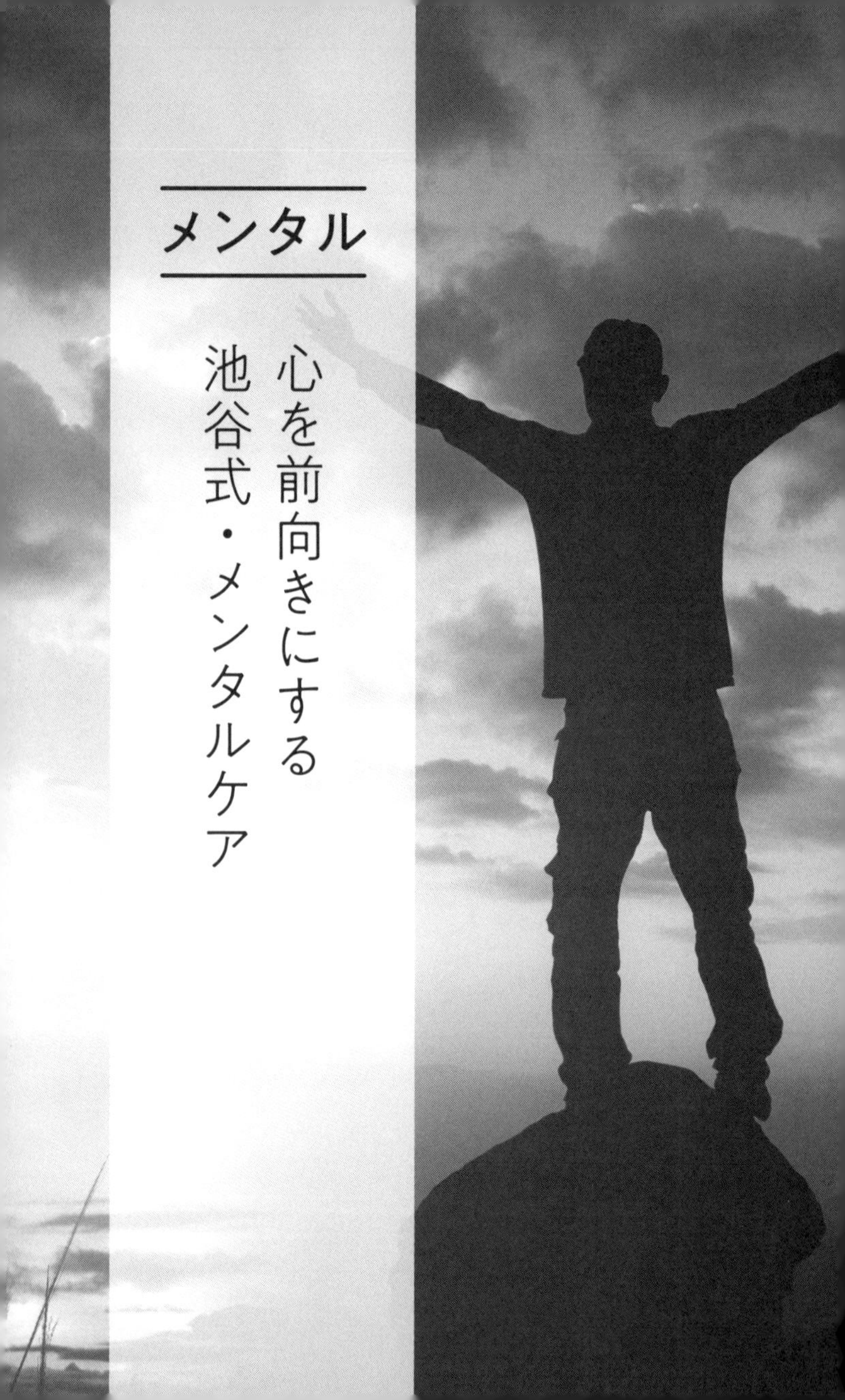

メンタル

心を前向きにする
池谷式・メンタルケア

メソッド18 身近に「褒めてくれる人」を見つける

本書の最後に、「池谷式・血管若返り術」を継続するためのモチベーションアップ法と、ストレスなく、前向きに生きるためのちょっとした心のヒントをお伝えします。

私は、患者さんたちが治療や新しい生活習慣を続けるモチベーションをキープしやすくなるように、**「とにかく褒《ほ》める」**ことを心がけています。

「やせて印象がずいぶん変わりましたね！」「若返ってカッコよくなりましたよ！」などと声をかけるのです。

もちろんお世辞などではなく、心から発している言葉です。

中高年になると、他人から褒められる機会が少なくなりますが、身近に自分を褒めてくれる人を見つけると、確実にモチベーションが高まります。

家族や親しい友人が若返ってきれいになれば周りもうれしいものですし、「自分も負けてはいられない」と、一緒に「若返り術」を実践できるようになるかもしれません。

周囲を巻き込んでお互いに褒め合い、みんなが若々しく健康になれたら、それが理想だと私は思います。

メソッド19 10個の「やらねば」を6個に減らす

本書で紹介した「池谷式・血管若返り術」をいきなり全部、実践しようとがんばりすぎてはいけません。まじめで責任感が強い人ほど、こういう落とし穴にハマる傾向があるようです。

「がんばるのが当たり前」と、あらゆることを受け止めてしまい、できないことがあると、「努力が足りないせいだ」と自分を責め、さらにがんばり続けてしまう……。

そんながんばり屋さんほど、徐々にストレスを溜め、ある日突然プツンと糸が切れたように、何もする気力がなくなってしまうことが少なくありません。

日常生活でも同じです。自分に厳しくなりすぎないでください。

もし心当たりがあれば、意識して、今まで10個やっていたことを、6個ぐらいにまで減らしてみてください。それを繰り返していくうちに、実は「減らしても大した違いはない」ということに気づくはずです。

本書で紹介しているメソッドも、「自分が実行しやすく楽しいと思えるものを、できる範囲で実践すればいい」、そんなふうに気楽に考えてください。

とにかく楽しいと思える範囲で実行するのがベストです。そして、ひとつでもふたつでも続くものがあれば、それはとてもすばらしいことだと思います。

メソッド20　腹式呼吸でイライラ状態を脱却

他人に対するストレスも、ネガティブな思考に陥ってしまう大きな要因です。

家族や仕事の相手など、周囲の人に対して不満を持ち、ストレスを感じることは、誰にでもあると思います。そんなときに**ストレスを溜めないコツは、「相手を変えようとしない」こと**です。

変えるのは自分自身です。

他人は自分の思いどおりにはなりません。変えられないものを無理に変えようとしてストレスを抱えるより、自分が変わるほうがずっと簡単です。

たとえば、時間にルーズな人や整理整頓が苦手な人に対して「なぜできないの？」と追及するよりも、「まあ、世の中にはそういうタイプもいるよね」と割り切ってしまえばいいのです。

イライラや怒りも血管の老化の要因です。

カッとなることを「頭に血がのぼる」といいますが、興奮しやすい人は怒ると一気に血圧が上がり、心拍数も上昇します。それによって、血管だけでなく、心臓や脳にも過剰な負担がかかってしまいます。

イライラや怒り、ストレスを感じているとき、呼吸力が落ちて、呼吸は浅く回数も多くなり、それが不安感につながるという悪循環に陥りやすくなります。

筋肉が緩み、気持ちがほぐれる「リラックス腹式呼吸」

01

背筋を伸ばして椅子に座り、おへその少し下に両手を当てる。お腹をふくらませながら、4秒かけて鼻からゆっくり息を吸い込む。2秒間息を止める

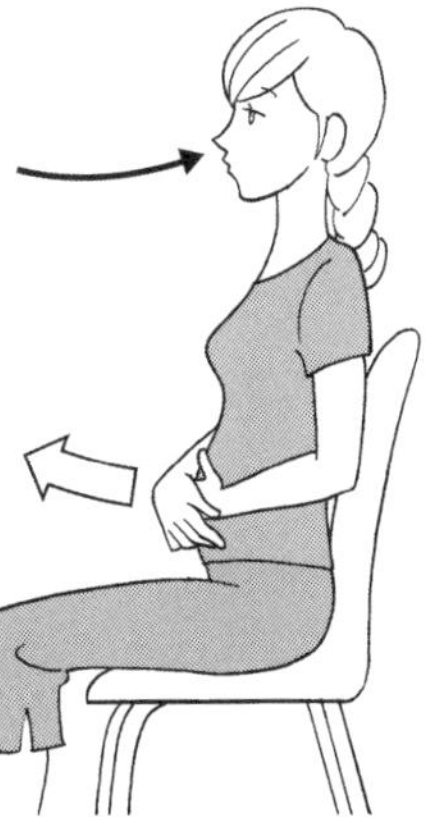

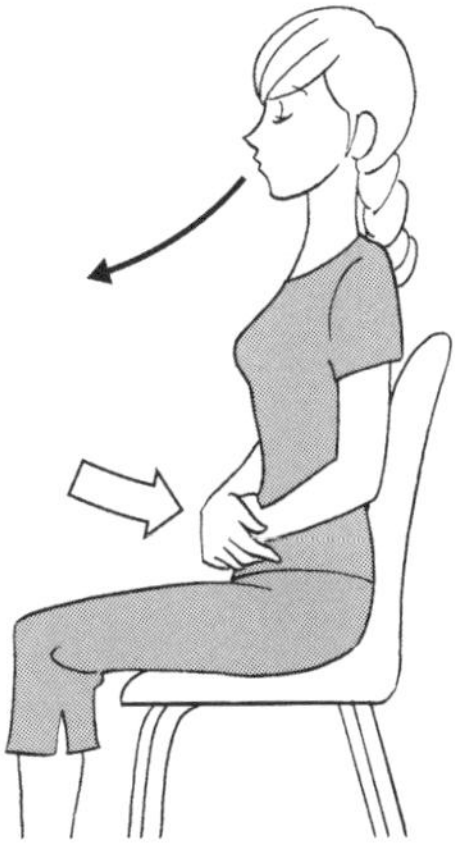

02

お腹をへこませながら8秒かけて、すぼめた口から息をゆっくりと吐く。01と02を1セットで、2～3回繰り返す

息を吸うときには背筋を伸ばすように少し後ろにそらし、吐くときには体を前に倒すようにしてみるのも効果的です。

そんなときに試してほしいのが前ページで紹介した**「リラックス腹式呼吸」**です。ゆっくりと鼻から息を吸い、ゆっくりと口から吐く腹式呼吸を行うと、ストレスで緊張した筋肉が緩むと同時に、気持ちもほぐれてスッキリするはずです。

「ゾンビ体操」を実践しても、同様の効果が期待できます。

メソッド21 収まらない怒りには「メモ」を取る

「リラックス腹式呼吸」や「ゾンビ体操」でも**イライラや怒りが収まらない場合は、「メモ」を取る**ことをおすすめします。

「なぜ怒ったのか」
「相手が何をしたのか」
「そのとき自分はどう感じたのか」

　これらについて書き出してみてください。この場合は、スマホなどのメモ機能を使うよりも、紙と鉛筆を使って書いてみることをおすすめします。手を動かして書くことで、冷静になり、客観的になって、気持ちが落ち着いてくるでしょう。

　読み返したときに「この程度のことだったのか。まあ、いいや」と思えたらしめたもの。「こうならないためにはこうしよう」と、次に向けての対策も立てやすくなります。

メソッド22　自分より若い人と積極的に関わる

　人と会うこと、そのために外に出ることで、気持ちにハリが生まれます。できれば、自分よりも年齢が若い人と交流を持つことをおすすめします。

　「歳だからしようがない」というマインドが、心身の老化を加速させます。ある意味、いちばんの老化原因になるといってもよいでしょう。そうした観点からも、若い世代と関わり、やる気を取り戻してほしいのです。

「若い人に知り合いなんていない」という方は、自分の子どもや孫、親戚の子でもいいと思います。若い俳優や歌手、スポーツ選手のファンになって、「推し」を作るのもいいでしょう。

何かにときめくと、「血管若返り物質」であるＮＯの分泌が高まることは、第２章で紹介したとおりです。

「いつもと同じ日常」から抜け出して、いい刺激となるようなつながりを、ぜひ探してみてください。

＊

以上が「池谷式・血管若返り術」の22個のメソッドです。

それぞれのメソッドの目的や、なぜ有効なのかを理解しながら行うと、より効果的です。気になったメソッドをもう一度読み返しながら、今日から実践してみてください。

楽しみながら毎日続けられるようになることを、心から願っています。

本書は、２０２１年４月に小社より刊行された『内臓脂肪を最速で落とし、血管年齢が20歳若返る生き方』を改題し、加筆、再編集したものです。

池谷敏郎
（いけたに・としろう）

池谷医院院長、医学博士。1962年、東京都生まれ。東京医科大学医学部卒業後、同大学病院第二内科に入局。97年、医療法人社団池谷医院理事長兼院長に就任。専門は、内科、循環器科。生活習慣病、血管・心臓などの循環器系のエキスパートとして、臨床の現場に立つと同時に、数々のテレビ出演、雑誌・新聞への寄稿、講演など多方面で活躍中。東京医科大学循環器内科客員講師、日本内科学会認定総合内科専門医、日本循環器学会認定循環器専門医。
『50歳を過ぎても体脂肪率10%の名医が教える内臓脂肪を落とす最強メソッド』『60歳を過ぎても血管年齢30歳の名医が教える「100年心臓」のつくり方 』（いずれも東洋経済新報社）、『図解「血管を鍛える」と超健康になる！』（三笠書房）、『血管の老化は「足」で止められた』（青春出版社）など著書多数。

完全版

最速で内臓脂肪を落とし、血管年齢が20歳若返る生き方

2023年8月31日　第1刷発行

著　者	池谷敏郎《いけたにとしろう》
発行者	鈴木勝彦
発行所	株式会社プレジデント社 〒102-8641　東京都千代田区平河町2-16-1 平河町森タワー 13F 電話 03-3237-3731（販売）
ブックデザイン	岩間良平（トリムデザイン）
カバー・本文写真撮影	永井 浩
ヘアメイク	須藤鈴加
本文写真	Shutterstock
本文図版・イラスト	朝日メディアインターナショナル株式会社
販　売	桂木栄一　高橋 徹　川井田美景　森田 巌 末吉秀樹　庄司俊昭
編　集	村上 誠
制　作	関 結香
企画・構成	降旗正子（Paradise Lost）
協力	長谷川英子
印刷・製本	中央精版印刷株式会社

ISBN978-4-8334-4054-7
Printed in Japan